Couewas de Bandelin

LA PRATIQUE

DES

MALADIES DE LA BOUCHE

ET DES DENTS

DANS LES HOPITAUX DE PARIS

AIDE-MÉMOIRE ET FORMULAIRE

DE THÉRAPEUTIQUE APPLIQUÉE

PAR

Le Professeur PAUL LEFERT

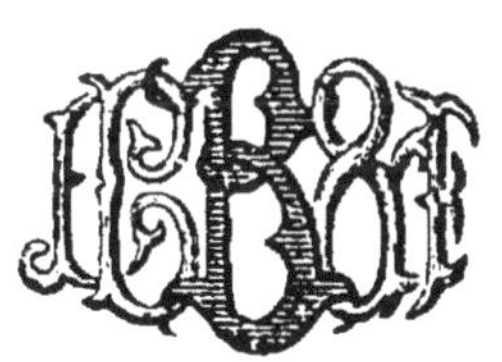

PARIS

LIBRAIRIE J.-B. BAILLIÈRE et FILS

Rue Hautefeuille, 19, près le boulevard Saint-Germain

1896

Tous droits réservés.

LA PRATIQUE

DES MALADIES DE LA BOUCHE

ET DES DENTS

DANS LES HOPITAUX DE PARIS

17 18
e
756
(c12)

S061027

BRAMSEN. — Les dents de nos enfants. 1 vol. in-16, avec 50 fig. (*Petite Bibliothèque médicale*)........................... 2 fr.

BRASSEUR. — Chirurgie des dents et de leurs annexes. 1 vol. gr. in-8 de 100 pages à 2 colonnes, avec 127 fig......... 5 fr.

DAVID (Th.). — Des pansements en chirurgie dentaire. 1888, in-18, 45 pages................................... 1 fr.

— Etude sur la greffe dentaire. 1877, in-8, 80 pages..... 2 fr.

— De la carie des dents, 1890, in-18, 29 pages......... 1 fr. 50

DUBOIS (P). — Aide-mémoire du chirurgien-dentiste. I. *Thérapeutique de la carie dentaire*, 1889, in-18............. 6 fr.
II. *Affections dentaires et affections de la cavité buccale et des maxillaires*. 1894, in-18....................... 8 fr. 50

GODON (Ch.). — Manuel du dentiste, rédigé conformément au programme de 1893 pour les examens de chirurgien-dentiste, sous la direction de Ch. Godon, chirurgien-dentiste de la Faculté de Médecine de Paris, directeur de l'École dentaire de Paris, avec la collaboration de MM. les docteurs L. Frey, M. Roy, E. Sauvez et de M. P. Martinet. 1895-96, 5 vol. in-18 de 300 p., avec fig., prix de chaque volume, cart.................................. 3 fr.

> I. Anatomie et physiologie de la bouche et des dents. — II. Pathologie de la bouche et des dents. — III. Thérapeutique de la bouche et des dents. Anesthésie. Formulaire. — IV. Dentisterie opératoire et clinique dentaire. — V. Prothèse clinique.

HAMONAIDE. — Programmes et questionnaires pour les examens de chirurgien-dentiste. 1895, 1 vol. in-18 de 100 pages... 1 fr.

HARRIS, AUSTEN et ANDRIEU. — Traité théorique et pratique de l'art du dentiste. 2e *édition*, 1 vol. gr. in-8 de XVI-1,104 p., avec 572 fig., cartonné.................................. 20 fr.

HEATH (Ch.). — Lésions et maladies des mâchoires. Traduit par G. Darin. 1 vol. in-8 de 464 p., avec figures........... 10 fr.

MAGITOT (E.). — Mémoire sur les tumeurs du périoste dentaire et sur l'ostéo-périostite alvéolo-dentaire. 2e *édition*, 1 vol. in-8, avec 1 planche....................................... 3 fr.

PAILLASSON (A.). — Anesthésiques employés dans la chirurgie dentaire. 1886, gr. in-8............................... 3 fr.

ROUSSEAU (Emm.). — Anatomie comparée du système dentaire. 1 vol. gr. in-8, avec 30 pl. (40 fr.).................... 10 fr.

THOMSON (N.). — Formulaire de médecine et de chirurgie dentaires, maladies et hygiène de la bouche. 1895, 1 vol. in-18 de 280 p. avec 61 fig., cartonné.................................. 3 fr.

LA PRATIQUE

DES

MALADIES DE LA BOUCHE

ET DES DENTS

DANS LES HOPITAUX DE PARIS

AIDE-MÉMOIRE ET FORMULAIRE

DE THÉRAPEUTIQUE APPLIQUÉE

PAR

Le Professeur PAUL LEFERT

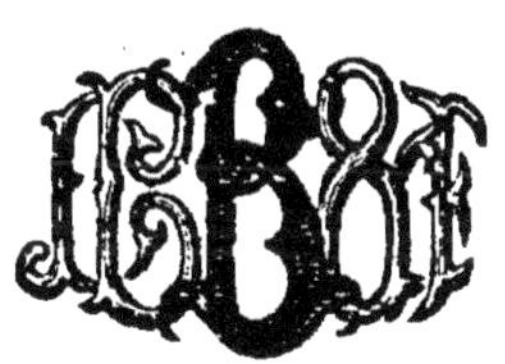

PARIS

LIBRAIRIE J.-B. BAILLIÈRE et FILS

Rue Hautefeuille, 19, près le boulevard Saint-Germain

1896

Tous droits réservés.

PRÉFACE

Il nous a paru qu'il y avait utilité à présenter la *pratique* des médecins et des chirurgiens des hôpitaux de Paris qui s'occupent spécialement des maladies de la bouche et des dents : PAUL BERGER, BROCA, CHAPUT, COMBY, CRUET, PIERRE DELBET, P. DUBOIS, DUPLAY, GALIPPE, HARTMANN, KIRMISSON, LANNELONGUE, LE DENTU, LERMOYEZ, MAGITOT, PÉAN, POINSOT, QUENU, RECLUS, SCHWARTZ, TERRIER, TILLAUX, VIAU, etc. (1).

On trouvera traitées dans ce livre les questions, qui s'offrent chaque jour à l'observation de tout médecin et chirurgien : *Accidents de la dentition, Amygdalites, Anesthésie dentaire, Angines, Antisepsie buccale, Bec-de-lièvre, Cancer de la langue, Carie dentaire, Dents de sagesse, Extraction des dents, Fractures des dents, Gingivite, Greffe dentaire, Grenouillette, Kystes dentaires, Muguet, Nécrose phosphorée, Obturation des dents, Ostéo-périostite alvéolo-dentaire, Palatoplastie, Périodontite, Plaques muqueuses, Réimplantation des dents, Stomatites, Syphilis buccale, Tuberculose buccale, Uranoplastie.*

Cet ouvrage, dû à la collaboration de 65 médecins et chirurgiens des hôpitaux de Paris, renferme plus de 400 consultations sur les cas les plus nouveaux et les plus variés.

(1) Nous avons admis quelques noms de praticiens qui, tout en n'appartenant pas au corps des médecins et des chirurgiens des hôpitaux, se sont créé une notoriété par leurs dispensaires ou leur pratique.

Il permet au médecin instruit de se rappeler ce qu'il a vu, alors qu'étudiant, il suivait les services hospitaliers de Paris ; il permet à celui qui depuis longtemps s'est relégué dans la pratique, de se tenir au courant des nouvelles méthodes de traitement.

Le praticien est toujours certain, quel que soit son choix, de s'appuyer sur les conseils d'un confrère dont le nom fait autorité.

Sans doute, au lit du malade, l'état particulier de ce dernier a au moins autant de poids que le genre de maladie dont il est atteint ; il n'en reste pas moins que chaque médecin a pour chaque maladie un ensemble de moyens formant un arsenal, dans lequel il puise incessamment, sauf à choisir l'agent qui s'adapte le mieux à la constitution propre du patient.

Pour faciliter les recherches et pour rendre le livre par cela même plus utile, nous l'avons complété par deux tables alphabétiques :

L'une par noms d'auteurs ;

L'autre par ordre de matières.

De telle sorte que l'on peut à la fois avoir l'opinion de tel ou tel professeur sur les diverses questions qui sont à l'ordre du jour et en même temps passer en revue l'opinion des divers chefs de service sur un sujet déterminé.

Nous remercions ceux de nos savants maîtres qui ont bien voulu nous donner quelques notes inédites ; elles ne pourront qu'augmenter l'intérêt de notre travail.

Paris, 15 juillet 1895. P. L.

LA PRATIQUE

DES MALADIES DE LA BOUCHE

ET DES DENTS

ABCÈS ALVÉOLAIRES.

Dujardin-Beaumetz.

Au début de l'état inflammatoire, prescrire des gar·garismes fréquents de la bouche avec :

Nº 1. Chlorate de potasse . . . .   5 gr.
     Eau distillée . . . .   30 —
     Sirop de mûres . . . .   50 —

Nº 2. Feuilles de coca . . . .   2 gr.
     Eau bouillante . . . . 200 —
     Chlorhydrate de cocaïne. . . . . . .   0 — 20
     Miel rosat . . . .   20 —

Viau.

Il y a en réalité deux abcès différents, se développant l'un à l'extrémité de la racine, l'autre dans le tissu gingival.

1° *La collection purulente siège dans la cavité alvéolaire.* — Pratiquer l'évacuation du pus par le canal radiculaire et la cavité de la carie. Cette pratique convient lorsque l'abcès résulte de la carie dentaire compliquée, ce qui a lieu le plus souvent.

L'opération sera complétée par l'introduction, dans le canal, de substances antiseptiques, à l'aide d'une poire à canule chauffée au rouge. On pourrait aussi introduire dans le canal une mèche imbibée de teinture d'iode, d'essence de girofle iodoformée.

Comme liquide à injecter, on peut employer :

N° 1. Acide thymique. . . . .   5 gr.
      Alcool de menthe. . . . .   25 —
      Eau distillée. . . . .   1000 —

N° 2. Permanganate de potasse. . . . . . .   0 gr. 10
      Eau distillée . . . .   100 —

N° 3. Acide salicylique . . . .   20 gr.
      Eau distillée. . . . .   400 —

2° Le pus a traversé l'alvéole et a déterminé un abcès gingival. — Employer les substances émollientes en lotions et gargarismes, seules ou associées aux résolutifs, tels que :

Salol. . . . .   } àà   4 gr.
Menthol . . . .   }
Chloroforme. . . . .   3 —
Eau distillée. . . . .   400 —

Badigeonner la gencive avec :

Teinture d'iode . . . .   } àà   4 gr.
    —   d'aconit . . . .   }
Chloroforme. . . . .   } —   1 —
Teinture de benjoin. . . . .   }

Inciser, dès qu'il y a fluctuation.

Abcès alvéolaires accompagnés d'œdème de la face. — Prescrire :

Iodure de potassium . . . .   } àà   2 gr.
Chloroforme . . . .   }
Eau de laurier-cerise. . . . .   } àà   25 —
    —   distillée. . . . .   }

ABCÈS DU SINUS MAXILLAIRE.

Aguilhon de Sarran.

Pratiquer par l'ouverture de l'alvéole une ouverture du sinus, d'une largeur égale à celle de la totalité de l'alvéole de la molaire.

Par cette ouverture, faire le curage de toute la surface malade et extraire, outre le tissu fongueux, des séquestres parcheminés.

Puis, à la suite d'un traitement antiseptique approprié, on obtient le tarissement rapide et complet des suppurations.

Viau.

Deux indications à remplir :

1° *Évacuation du pus*. — Pour cela, le meilleur moyen consiste à extraire une dent et à pénétrer, par l'alvéole béante, dans la cavité du tissu, en perforant la lamelle osseuse qui sépare le fond de l'alvéole du sinus à l'aide d'un foret. L'orifice sera suffisant pour qu'on puisse introduire un drain, afin de permettre l'évacuation du pus.

2° *Antisepsie de la cavité sinusienne*. — Injections antiseptiques dans la cavité sinusienne avec une des préparations suivantes :

N° 1. Sulfate de zinc..................	0 gr.	20
— de morphine	0 —	20
Eau distillée...................	30 —	
N° 2. Eucalyptol	1 gr.	
Alcool	6 —	
Eau distillée	150 —	
N° 3. Créosote ....,..	10 gr.	
Eau distillée	300 —	
Glycérine pure ....,..	15 —	

N° 4. Teinture d'iode . . . .　　5 gr.
　　　Acide phénique . . . .　　1 —
　　　Glycérine pure . . . .　　10 —
　　　Eau distillée . . . .　　200 —

ABCÈS SOUS-MAXILLAIRE D'ORIGINE DENTAIRE.

Quenu.

L'ablation de la racine n'est pas toujours nécessaire pour obtenir la guérison du trajet fistuleux créé par la lésion dentaire. Il suffit parfois simplement de fendre largement le trajet, sans toucher à la racine, pour obtenir un succès.

Gérard Marchant.

Certains abcès de la région sous-maxillaire sont d'origine dentaire ; la dent est saine en apparence, mais sa racine est malade et peut être le point de départ de la collection purulente.

Le traitement consiste à arracher la dent et à la réimplanter, après ablation de la racine malade.

On pourrait encore inciser en arrière de la gencive, perforer l'alvéole et mettre à nu la partie malade de la racine qu'on enlève.

ADÉNOME PALATIN.

Tillaux.

L'adénome palatin a l'avantage d'être facilement énucléable.

Le traitement consistera donc en une simple incision pratiquée à la surface. A l'aide d'une pince à griffe et d'une spatule, on achèvera facilement l'énucléation.

AMYGDALITE.

Ch. Bouchard.

Les amygdales se contaminent plus souvent par l'intérieur que par la cavité buccale, et c'est moins la pénétration des microbes dans les cryptes que leur arrivée par le sang, qui met les amygdales aux prises avec les germes infectieux. Retenant et détruisant les microbes, elles en souffrent de temps en temps.

Amygdalite simple. — Prescrire le gargarisme suivant :

> Borate de soude . . . .   6 gr.
> Teinture de benjoin . . . .   10 —
> Infusion de feuilles de roses . . . .   250 —

Révulsifs (sinapismes) aux membres inférieurs.

Amygdalite suppurée. — Administrer le naphtol à l'intérieur.

Constantin Paul.

Amygdalite simple. — Irrigations et pulvérisations avec des décoctions émollientes ou boriquées à 1 pour 100.

Badigeonnages des amygdales avec une solution de cocaïne à 10 pour 100.

Amygdalite avec abcès. — Même traitement. Ouvrir l'abcès, en faisant attention à ne pas blesser, avec le bistouri, les piliers du voile du palais.

Irrigations antiseptiques.

Descroizilles.

Amygdalite simple chez les enfants. — Gargarismes avec :

N° 1. Laudanum de Sydenham . . . .　VI gouttes
　　　Sirop de mûres . . . . ⎫
　　　Miel rosat. . . . . ⎬ āā 25 gr.
　　　Eau d'orge . . . . 100 —

N° 2. Miel . . . .　50 gr.
　　　Décoction de racines de gui-
　　　　mauve . . . . 200 —

Gouguenheim.

Amygdalite phlegmoneuse suppurée. — I. TRAI-
TEMENT MÉDICAL. — Employer les moyens classiques
et procéder ainsi :

1° Contre *la douleur pharyngée* : application autour
du cou des tubes de Leiter (petits tuyaux en plomb,
dans lesquels on entretient une circulation d'eau
froide). A leur défaut seulement, vessies de glace ou
sangsues sur l'angle de la mâchoire.

Badigeonnages du pharynx avec la solution de
chlorhydrate de cocaïne au cinquième ou au tiers.

2° Contre l'*adénite* : cataplasmes chauds et lauda-
nisés, au devant du cou.

3° Contre l'*inflammation locale* : douches pharyn-
gées et irrigations nasales avec l'eau boriquée chaude.

4° A titre d'*antiseptique intestinal* et surtout pour
prévenir les effets de l'ingestion des produits septiques, administrer du naphtol ou mieux du salol, à la
dose quotidienne de 2 grammes et par prises succes-
sives, que l'on continuera pendant quelques jours.

Condamner l'administration, classiquement conseillée, des vomitifs. Au début, ils sont nuisibles et

plus tard, à moins d'attendre le moment où l'abcès est très superficiel, ils ne hâtent guère l'évacuation du pus.

II. TRAITEMENT CHIRURGICAL. — La non-intervention est la règle. Elle a des exceptions sans doute, entre autres, l'apparition sur l'amygdale d'un point transparent blanchâtre ou jaunâtre, révélant le foyer purulent.

Intervenir plus tôt, c'est courir au devant de tentatives inutiles. On ignore le plus souvent le siège de ce foyer. On a bien dit que le pus chemine entre le pilier antérieur et l'amygdale; y compter, c'est s'exposer à des déceptions; la suppuration n'évolue point avec cette précision. Ce point de maturité de l'abcès échappe à la vue et à la palpation. On s'expose donc à des inconvénients ennuyeux dans la clientèle, en s'inspirant de données aussi indécises, pour pratiquer ouverture prématurée de l'abcès. D'ailleurs, l'angine phlegmoneuse guérit spontanément et l'effort du thérapeute est suffisant, s'il se contente judicieusement de satisfaire à des indications thérapeutiques anodines et sans frapper des coups disproportionnés par leur puissance avec la bénignité relative de l'affection.

H. Rendu.

I. PÉRIODE DE DÉBUT. — Au début, tâcher de détruire le mal par des cautérisations phéniquées.

II. PÉRIODE D'ÉTAT. — Lorsque la pénétration de l'agent infectieux est accomplie, il y a peu à espérer.

1° Employer à l'intérieur le sulfate de quinine, le salicylate de soude; localement administrer des gargarismes antiseptiques.

2° Ne pas ouvrir l'abcès, avant que le pus ne soit collecté. Il est préférable de laisser l'abcès s'ouvrir naturellement, car l'ouverture artificielle ne jugule pas le phlegmon et les récidives sont à craindre.

III. Période de déclin. — L'amygdalite terminée, recourir à l'ignipuncture et assurer la prophylaxie de l'affection par des lotions boriquées ou des
attouchements avec l'eau oxygénée.

J. Comby.

Amygdalite chez l'enfant. — Le traitement sera
surtout antiseptique; on fera l'antisepsie générale
(sulfate de quinine : 25, 30, 50 centigr. par jour) et
l'antisepsie locale, à l'aide des collutoires et des gargarismes suivants :

N° 1. Borax	4 gr.
Salicylate de soude	4 —
Décoction de guimauve.........	200 —
Sirop de miel.................	40 —

Pour se gargariser toutes les deux heures.

N° 2. Résorcine	1 gr.
Miel rosat	30 —
Eau distillée	200 —

Pour gargarismes ou pour badigeonnages de la
gorge.

On peut aussi toucher la gorge au pinceau trois fois
par jour, avec :

N° 1. Hydrate de chloral	4 gr.
Glycérine	40 —

N° 2. Teinture d'iode..............	10 gr.
Glycérine	30 —

On peut encore insuffler dans la gorge du salol en
poudre, du bicarbonate de soude ou du benzonaphtol.

M. Lermoyez.

I TRAITEMENT MÉDICAL. — Le traitement médical convient dans les cas légers ou lorsque le malade est pusillanime. Il consiste à assurer l'asepsie des amygdales :

1° En les badigeonnant chaque jour avec des substances microbicides fortes (glycérine iodée, salol camphré, etc.).

2° En pratiquant surtout l'antisepsie des cavités naturelles voisines. L'arrivée des microbes aux cryptes amygdaliennes se fait de deux côtés : en avant, par la voie buccale; en arrière, par la route naso-pharyngienne. On conseillera donc, d'une part, les gargarismes fréquents, pratiqués plusieurs fois par jour, au lever, au coucher, et surtout après les repas; d'autre part, on prescrira les irrigations nasales bi-quotidiennes, faites au commencement et à la fin de la journée. Les solutions seront employées aussi chaudes que possible; pour prévenir l'accoutumance, qui rapidement détruit leur efficacité, on les variera souvent. Les solutions antiseptiques le mieux tolérées par la muqueuse nasale sont celles d'acide borique (3/100), de salicylate de soude (1/100), de résorcine (2/100).

Quant aux antiseptiques buccaux, ceux qui réalisent le mieux la triple indication d'agir rapidement, de n'être point toxiques et de ne pas altérer l'émail des dents, sont les solutions d'acide thymique (1/300), d'acide salicylique (1/500), d'acide benzoïque (1/400); la solution alcoolique de saccharine non alcalinisée est un excellent dentifrice.

Ce traitement médical est très imparfait. Simple palliatif, il doit être continué indéfiniment, constituant ainsi une sujétion fort ennuyeuse. Il est, de plus, insuffisant, car il ne réalise qu'une asepsie amygdalienne relative et toute de surface ; le fond des cryptes, véritable étuve de cultures où s'établissent les amygdalites, lui échappe entièrement.

II. TRAITEMENT CHIRURGICAL. — Moyen simple et très sûr pour amener rapidement une guérison durable, à condition que le mode d'opération choisi réponde au but qu'on se propose.

1° *Amygdalotomie.* — Il ne peut en être question, puisque dans le cas présent les amygdales ne sont ni grosses ni saillantes.

2° *Cautérisation ignée* (thermo ou galvano-cautère).— Elle est peu recommandable à cause de la réaction douloureuse, violente qu'elle provoque, elle serait ici plus nuisible qu'utile; créant une sclérose qui rétrécit l'embouchure des cryptes, elle rendrait plus difficile encore l'évacuation de celles-ci.

3° *Discission.* — C'est le procédé de choix. Elle consiste à faire sauter les ponts de tissu amygdalien qui séparent les cryptes et à ouvrir largement celles-ci, de façon à ce que la rétention des sécrétions, des débris alimentaires n'y soit plus possible, et que, par suite, les fermentations microbiennes cessent de s'y produire. C'est, en un mot, appliquer à l'amygdale le traitement classique de la fistule à l'anus : transformation de clapiers en surfaces planes, et suppression de la stagnation qui s'y fait. La discission se pratique à l'aide d'un crochet spécial; faite par une main exercée, avec l'aide de la cocaïne, elle cause une douleur insignifiante, une hémorragie très faible; et, ne déterminant presque pas de réaction inflammatoire, elle évite les souffrances consécutives.

En deux ou trois séances, le malade est radicalement débarrassé pour l'avenir; il ne redoutera plus les amygdalites; il n'aura pas alors à s'astreindre à des précautions désormais inutiles.

ANÉMIE GINGIVALE.

Cadet de Gassicourt.

Gargarismes stimulants avec :

Teinture de quinquina............	15 gr.
Esprit de cochlearia............ .	4 —
Infusion de sauge	180 —
Sirop de mûres	15 —

Poinsot.

Prescrire la poudre dentifrice suivante :

Carbonate de chaux.....	20 gr.
Gomme arabique pulvérisée......	20 —
Saponine........................	1 —
Chlorhydrate de quinine	0 — 50
Essence de menthe ou de roses....	XV gouttes.

ANESTHÉSIE DENTAIRE.

P. Reclus.

La toxicité de la cocaïne et les dangers qu'elle crée pour l'organisme ne dépendent pas seulement de la quantité totale d'alcaloïde injecté sous la peau, ils dépendent aussi, et dans une très grande mesure, du titre de la solution : plus elle est faible, plus la cocaïne est diluée, moins les accidents sont à craindre.

Poinsot.

Anesthésie par la cocaïne. — Injecter dans le tissu gingival l'une des deux solutions suivantes :

No 1. Oléo-naphtine............ } àà 0 gr. 50
       Huile d'arachides .... }
       Cocaïne pure.............   0 — 05

No 2. Huile d'arachides ....   0 gr. 66
       Oléo-naphtine ....   0 — 33
       Cocaïne pure.............   0 — 05

Ces composés diminuent la puissance toxique de l'alcaloïde de la coca, en localisant son action.

Les injections de cocaïne pure peuvent être employées avantageusement dans la grande majorité des cas sans dangers réels, à la condition cependant pour l'opérateur de remplir scrupuleusement la technique indiquée.

Viau.

On obtiendra l'anesthésie soit à l'aide d'une injection de cocaïne soit, comme nous le faisons depuis un certain temps, à l'aide d'une injection de tropococaïne.

Anesthésie par le chlorhydrate de cocaïne. — I. SOINS ANTISEPTIQUES. — 1° *Désinfection des instruments.* — Nettoyer et rendre aseptiques la seringue et la canule qui doivent servir à l'injection.

La seringue et la canule seront nettoyées avec la solution suivante :

    Alcool à 90°.....................   1000 gr.
    Glycérine.......................   50 —
    Sublimé.........................   2 —

2° *Désinfection de la région.* — Désinfecter la bouche et surtout la région que l'on doit opérer.

On fera rincer la bouche du patient avec une solution antiseptique telle que :

Solution de permanganate de potasse à 1 p. 2000.
Solution d'acide phénique à 2 p. 100.
Eau boriquée.

Puis on lavera l'endroit où doit porter la piqûre, avec un tampon de ouate, trempé dans une solution d'acide phénique à 3 pour 100.

Y associer de la cocaïne afin de produire une analgésie qui empêchera la piqûre d'être sentie ; voici du reste la formule :

Acide phénique cristallisée. . . .	0 gr. 50
Cocaïne.	0 — 20
Eau distillée	20 —

Ce mélange servira à laver les points sur lesquels doivent porter les piqûres, comme il est dit ci-dessus.

II. TECHNIQUE DE L'INJECTION. — Procéder alors à l'injection.

Pour l'injection, on se servira d'une solution faite séance tenante, dont le titre ne dépassera pas 3 pour 100.

La dose à injecter est de 1 à 5 centigrammes. L'injection se fera à l'intérieur et à l'extérieur de la dent à extraire. Elle sera poussée très lentement, à cause de la texture serrée du tissu gingival.

Puis on attendra cinq minutes avant d'opérer.

Anesthésie par la tropococaïne. — 1° *Propriétés*. — Le chlorhydrate de tropococaïne est un sel blanc, inodore, amer, qui possède des propriétés anesthésiques locales, analogues à celles de la cocaïne.

La solution de tropococaïne est moitié moins toxique que la cocaïne ; elle est légèrement antiseptique et peut conserver ses propriétés pendant au moins deux ou trois mois, alors qu'après deux ou trois jours les solutions de cocaïne perdent leur activité.

2º *Doses.* — La dose nécessaire pour anesthésier un malade varie suivant l'étendue et la profondeur des tissus à anesthésier et aussi suivant la durée de l'opération.

Pour les extractions de dents, la dose de 3 centigrammes dissous dans 1 gramme d'eau distillée suffit ; on pourra parfois, pour les extractions difficiles, l'élever à la dose de 4 centigrammes, dose qui donne une anesthésie complète.

3º *Mode d'action.* — L'anesthésie produite par la tropococaïne est aussi intense que celle que détermine la cocaïne.

Le degré de concentration de la solution paraît avoir une importance réelle. La dose administrée étant égale, l'action du médicament est d'autant plus rapide, d'autant plus violente que la solution est plus concentrée ; au contraire, cette action sera plus lente à se manifester et bien moins intense lorsque la substance anesthésique sera plus diluée.

Sauvez.

Anesthésie par l'injection sous-cutanée d'un liquide froid. — Refroidir à — 10º environ, par un moyen quelconque, une seringue de Pravaz et injecter sous la muqueuse, au moyen de cette seringue, 2 ou 3 centimètres cubes d'un liquide sans action propre, mais incongelable à la température où l'on opère.

L'action anesthésique se manifeste immédiatement et persiste pendant une dizaine de minutes (1).

(1) Voyez *Éthérisation*, p. 125, et au supplément *Anesthésie dentaire*, p. 262.

ANGINE.

Ch. Bouchard.

Angine aiguë simple. — I. PROPHYLAXIE. — On ne saurait trop insister sur la nécessité d'entretenir soigneusement la propreté de la bouche, ce qui actuellement laisse encore tant à désirer. On fera donc le lavage de la bouche et de la gorge avec un liquide antiseptique, tel que l'acide borique ou l'acide salicylique.

II. TRAITEMENT LOCAL. — Prescrire le gargarisme suivant :

Borate de soude	6 gr.
Teinture de benjoin.	18 —
Infusion de feuilles de roses	250 —

L'administration des médicaments, sous forme de gargarismes, ne produit que bien rarement, d'une façon complète, l'effet qu'on en attend. Souvent, en effet, le liquide ne pénètre pas plus loin que le voile du palais, de sorte que les parties malades sont à peine atteintes, et de plus leur action n'est pas assez prolongée.

Il sera facile de remédier à cet état de choses, en ayant recours à des lavages de la gorge au moyen d'un irrigateur à forte pression, lavages qu'on répétera aussi souvent qu'il est nécessaire, toutes les deux ou même toutes les heures, avec des solutions chaudes, d'une température moyenne de 38° à 40°. On pourra, par ce procédé, injecter chaque fois un demi-litre à un litre de liquide, et réaliser ainsi un nettoyage convenable de la région malade.

Quant aux médicaments à employer, les astringents, dont l'efficacité est bien douteuse en présence de la nature infectieuse de l'angine, doivent être remplacés par les antiseptiques.

Les plus fréquemment utilisés sont : l'acide phénique à 1/2 ou 1 pour 100 et le sublimé à 1 pour 20,000.

A ces doses, ils ne sont pas irritants et les dangers de la résorption ne sont pas à craindre.

Leur action pourra être renforcée par des applications topiques de ces mêmes substances, à doses plus élevées, au moyen de petits tampons de ouate hydrophile, fixés à l'extrémité d'une pince à forcipressure. Ces applications pourront être répétées deux ou trois fois dans le courant de la journée.

Indépendamment des gargarismes antiseptiques, prescrire le naphtol, à la dose de 2 à 3 grammes par jour; les douleurs sont moindres et la durée de l'affection est notablement abrégée.

III. Traitement général. — Prescrire :

Sulfate de quinine............ } āā 1 gr.
Salol.......................

Ne pas négliger non plus l'antisepsie intestinale; les angines aiguës en bénéficient considérablement lorsqu'elle est instituée avec rigueur et dès le début (1).

Jaccoud.

Angine pseudo-membraneuse à pneumocoques et angine à streptocoques. — I. Traitement général. — Au nombre des médicaments dirigés contre l'altération de l'état général, il faut compter le lait, donné à hautes doses, non seulement comme aliment, mais comme remède, pour favoriser la diurèse.

(1) Voyez P. Lefert, *La pratique des Maladies de l'Estomac et de l'Appareil digestif*, Paris, 1894.

Donner aussi l'acide salicylique, à des doses qui varient, selon le cas, entre 1 et 2 grammes par vingt-quatre heures. Maintenir ces doses tant que dure la fièvre; après quoi, ne plus donner que 0 gr. 50 par jour jusqu'à la fin de la maladie.

Enfin, comme l'affection paraît déprimer considérablement les patients, faire prendre de l'alcool, sous forme de potion alcoolique, aux individus atteints de cette angine, qui a grande tendance à déterminer l'adynamie. La dose d'alcool variera suivant l'âge, le sexe et la constitution.

II. TRAITEMENT LOCAL. — Il faut y recourir d'emblée; on doit enlever les fausses membranes, toutefois sans violence, et pratiquer sur la muqueuse dénudée des attouchements à l'aide d'un liquide très antiseptique. Rien n'est meilleur que les solutions au sublimé. Aussitôt que la muqueuse est à vif, à la suite de l'enlèvement des fausses membranes, la toucher avec une solution de sublimé, dont le titre varie de 1/1000, dans les cas légers, à 2/1000, dans les cas plus graves.

Si les fausses membranes se reproduisent, on les enlève à nouveau; en somme, il faut persévérer dans ce traitement local tant que dure la maladie.

Dans l'intervalle de ces manœuvres, soumettre le malade à des pulvérisations d'eau légèrement antiseptique, d'eau boriquée par exemple, dirigées sur la gorge; créer autour de lui une atmosphère antiseptique, à l'aide de pulvérisateurs à eau phéniquée.

Ce traitement local doit être institué d'emblée avec rigueur, et quand l'examen bactériologique, qui demande toujours un certain temps pour les cultures, a démontré qu'il ne s'agissait pas de diphtérie, on en est quitte, pour se conduire avec un peu moins de rigueur, mais pas beaucoup; ainsi, on peut ne plus faire les attouchements qu'avec la solution de sublimé à 1/1000.

Angine ménorragique. — Assurer le bon fonctionnement du flux menstruel, à l'aide de sinapismes.

A l'intérieur, prescrire des pilules de Bontius ou de Sanderson (pilules d'aloès).

Hayem.

Angine diphtérique. — Le badigeonnage *phéno-camphré de Gaucher*, quoique assez douloureux, passe pour être le meilleur topique employé jusqu'ici. Voici sa composition :

Camphre	20 gr.
Huile de ricin.	15 —
Alcool à 90°.	10 —
Acide phénique	5 —
— tartrique.	1 —

Avant la cautérisation avec cette mixture, on enlève doucement les membranes avec un tampon de ouate antiseptique bien sec et on lave avec une solution chloratée, boriquée, ou phéniquée.

On peut aussi employer avec avantage l'acide salicylique, selon la formule suivante :

Acide salicylique	15 gr.
Alcool	75 —
Glycérine.	125 —

Joffroy.

Angine diphtérique. — Employer le chloral en solution au 2/100, pour pratiquer des irrigations au fond de la gorge, répétées trois et quatre fois par jour, et en solution au 1/60 pour faire des badigeonnages sur les fausses membranes.

Celles-ci disparaissent assez rapidement sous l'influence de ce traitement et sont remplacées par des ulcérations et par de l'angine érythémateuse simple, due à l'action irritante du topique. Le chloral est préférable à l'acide phénique, qui est moins antiseptique.

Ce traitement réussit très bien chez l'adulte ou chez les grands enfants, mais il est souvent inapplicable chez les petits enfants.

Straus.

Angine diphtérique. — TRAITEMENT PAR LA SÉRUMTHÉRAPIE. — Les résultats obtenus par M. Roux dans le traitement de la diphtérie par le sérum de cheval immunisé sont des plus encourageants.

1° *Nature du sérum.* — Le cheval, facile à immuniser et fournissant une grande quantité de sérum, est choisi de préférence. L'immunisation est obtenue par des injections sous-cutanées de doses progressivement croissantes de toxine pure. On obtient le sang par le procédé de M. Nocard, en enfonçant un gros trocart dans la jugulaire.

2° *Propriétés.* — Le sérum obtenu après coagulation du sang est à la fois *antitoxique, immunisant* et *curateur.*

3° *Technique et doses.* — La dose injectée en une seule fois est de 20 centimètres cubes. L'injection se fait sous la peau ; vingt-quatre heures après, on refait une seconde injection, suffisante en général pour amener la guérison. L'injection n'est pas douloureuse et la résorption du sérum est rapide.

4° *Résultats.* — Les effets du traitement ne tardent pas à se manifester : l'appétit revient, le facies cesse d'être pâle, l'état général s'améliore.

Localement les fausses membranes se détachent et ne reparaissent plus. La température s'abaisse et l'albumine disparaît. Les croups non opérés guérissent facilement; la mortalité est plus forte, malgré le traitement, pour les opérés.

Sur 300 enfants traités par la méthode Roux à l'hôpital Trousseau, il y a eu 78 décès, ce qui met la mortalité à 26 pour 100 au lieu de 50 pour 100 qu'elle atteignait auparavant.

Landouzy.

Angine diphtérique. — I. TRAITEMENT PAR LE SÉRUM. — *1° Soins immédiats à l'aide d'injections.* — Étant donnée une fausse membrane, il faut se procurer immédiatement le sérum et faire une injection dans le plus bref délai possible. A ce point de vue, la conduite à tenir est la même, quels que soient l'étendue des lésions, l'âge du malade, la forme de la maladie, quelle que soit la complexité de l'ensemble symptomatique.

Vingt-quatre heures après l'injection, on assiste à la déliquescence des fausses membranes, à un état de mieux-être du malade, à la diminution de la fièvre, à la diminution de l'albumine, si elle existait antérieurement dans les urines. L'enfant reprend de l'appétit; en un mot, c'est le commencement de la convalescence.

Il peut arriver, cependant, que l'état reste presque stationnaire : dans ce cas, il faut, sans hésiter, faire une deuxième injection; c'est la loi commune, les trois quarts des malades réclament cette deuxième injection.

Si, par exception, la situation reste la même, il faut faire une troisième injection, et alors, dans l'immense majorité des cas, la scène change brusquement et la maladie évolue vers la guérison.

Cependant il est des cas où, même après une troisième injection, la diphtérie n'a pas semblé touchée. Ces cas, tout à fait rares, ne doivent pas nous étonner : de même, que le paludisme résiste parfois au sulfate de quinine, de même, il y a des virulences du bacille de Klebs, qui défient l'action de l'antitoxine. De tout temps, d'ailleurs, on a vu des diphtéries prolongées, qui semblaient procéder par étapes, la diphtérie récidivant après une fausse retraite.

2° *Préparation de l'antitoxine.* — A l'aide d'une spatule de platine, on introduit dans un large ballon contenant du bouillon, un peu de culture diphtéritique. Ce ballon est porté dans une étuve à 35° où, pendant trois semaines, il est constamment soumis à l'action d'un courant d'air passant par ses deux tubulures ; il est amorcé, à cet effet, avec une pompe d'air qui communique avec un flacon laveur chargé de purifier l'air se rendant au ballon. Ce dispositif a pour but d'activer la culture ; il serait inutile, si on n'était pas pressé par les demandes de sérum ; sans ce courant d'air, il faudrait un grand nombre de semaines pour rendre la culture très virulente, ce qui s'obtient au contraire en trois semaines par ce procédé. On fait passer le liquide du ballon sur le filtre Chamberland, pour le débarrasser de ses éléments figurés ; on y ajoute ensuite 1/10 de teinture d'iode et c'est la toxine diphtérique ainsi préparée dont on va atténuer la virulence par une série d'inoculations au cheval.

Le cheval a été adopté surtout parce qu'il fournit plus de sang que des animaux de moindre volume, comme la chèvre, dont s'était d'abord servi M. Behring. Pendant quatre-vingts jours, de cinq en cinq jours, cet animal reçoit des liquides de plus en plus virulents, chaque inoculation le vaccinant contre la suivante, jusqu'à ce qu'il reçoive, le quatre-vingtième jour, le liquide le plus toxique. Ce cheval, ainsi progressivement immunisé, à qui on injecte enfin la plus hypertoxique des toxines, reste non malade.

Alors intervient le vétérinaire, qui fait, de la façon la plus aseptique, une saignée sur la veine jugulaire; le sang est reçu avec un trocart et, le caillot formé, on recueille le sérum qui, additionné d'un peu d'acide phénique ou de camphre, uniquement pour empêcher les fermentations, a la propriété biologique de guérir la diphtérie.

3° *Constitution de l'antitoxine.* — On s'est beaucoup préoccupé de savoir quelle pouvait être la constitution de l'antitoxine; jusqu'ici on ignore ce qu'est l'antitoxine, aussi bien que la toxine. On ne connaît ces substances que par leurs caractères biologiques, c'est-à-dire par ce qu'elles font et défont soit dans l'organisme, soit *in vitro*. Mais il faut se servir du sérum de Roux comme autrefois, avant l'invention des sels de quinine, nos pères se servaient du quinquina pour les fébricitants, sans connaître la valeur chimique de ce qu'ils employaient.

4° *Mode d'action.* — On a cherché à comprendre par quel mécanisme agit l'antitoxine. Les théories émises à ce sujet se résument en deux principales :

A. La *théorie microbicide*, celle des humoristes, pour qui le sérum antitoxique aurait la propriété de tuer l'agent microbien, le bacille Klebs-Lœffler, atteignant ainsi la maladie sans toucher le malade ;

B. La *théorie de phagocytose de Metschnikoff*, pour qui les éléments cellulaires prennent, au contact de l'antitoxine, une vitalité considérable, et se défendent alors vigoureusement contre le bacille.

5° *Conservation de l'antitoxine.* — Le liquide antidiphtérique a une durée presque indéfinie, à la condition qu'on prenne soin d'y ajouter, en très petite quantité, de l'acide phénique, ou, comme le fait M. Roux, du camphre.

II. Traitement général. — Il serait absurde de se borner aux injections de sérum, pour traiter la diphtérie.

Que faire à un angineux, en attendant le sérum ? Il faudra d'abord ne pas nuire au malade, et, à ce propos, il faut rejeter le *vomitif*. La pratique du vomitif repose sur une idée bonne en soi : la maladie est localisée; en enlevant la localisation, on débarrassera le malade de sa maladie et le vomitif est un moyen empirique de déterger la fausse membrane. C'est pourtant un procédé déplorable. Le vomitif n'entraîne pas les fausses membranes, secoue fortement l'enfant, lui donne de l'inappétence, provoque souvent de la diarrhée, le déprime profondément et le met en somme en état d'infériorité pour lutter contre sa maladie. Son innervation, son phagocytisme, son dynamisme sont singulièrement troublés.

Pour ces raisons, dans ces dernières années, on avait remplacé les vomitifs par la méthode des *topiques*, qui consistait à faire des attouchements du pharynx avec une mixture antiseptique, après avoir débarrassé la muqueuse des fausses membranes à l'aide d'un écouvillon ouaté ou molletonné. Théoriquement, c'était une bonne pratique : elle avait du moins l'avantage de tenir la gorge en état de propreté, sinon en état d'asepsie. Mais tout en lui faisant du bien, on risquait fort d'endommager le malade : car toute érosion est bonne aux microbes pour s'introduire dans l'organisme, et c'est pourquoi on a renoncé, depuis longtemps, aux vésicatoires dans la diphtérie. On multipliait donc la diphtérie en arrachant la fausse membrane, et surtout, on multipliait la toxhémie. Véritablement, nous n'étions pas assez préoccupés de ne pas faire d'érosion sur un organe aussi favorable que l'amygdale à la culture du bacille de Klebs. On inoculait aussi fréquemment la diphtérie, et c'est ce qui explique que la méthode des topiques ait été tour à tour recommandée et contremandée ; aujourd'hui, il s'est fait un grand revirement contre cette méthode. Il ne faut donc pas chercher à arracher les fausses membranes. Il faut même se méfier de ces crayons qui sont destinés à appliquer les topiques avec douceur. Quelles que soient les précautions prises, on ne respecte jamais assez la peau et la muqueuse d'un diphtérique ; il faut donc mettre à l'index, à l'égal des vésicatoires, tous les instruments, tous les procédés, destinés à détacher les fausses membranes.

En même temps que les topiques, on avait recommandé des *fumigations* à faire dans la chambre des malades : il est possible que ces inhalations aient donné de bons résultats, mais elles avaient aussi de graves inconvénients ; avec les vapeurs de térébenthine, l'enfant était complètement enveloppé dans la suie ; une pareille méthode n'eût été acceptable que si elle avait procuré des résultats indiscutables, mais il n'en a pas été ainsi.

Pendant un certain temps, on avait prôné une médication tout à fait désastreuse, l'*infusion de juborandi* et les *injections de pilocarpine* : on était parti de cette idée ingénieuse que le jaborandi provoquant une sécrétion de salive abondante, un flux intestinal et un flux sudoral, la fausse membrane devait ainsi être entraînée avec la sécrétion des glandes. Malheureusement certains médecins voulurent aller plus loin et s'imaginèrent que les injections de pilocarpine remplaceraient avec avantage les infusions de jaborandi : c'est alors qu'il se produisit des désastres. Quand on fait une piqûre de pilocarpine, on n'est jamais sûr, au départ, du résultat qu'on va obtenir, si bien que certains malades n'avaient ni sécrétion salivaire, ni sécrétion alvine, et une sécrétion sudorale tellement abondante que l'eau coulait au-dessous de leur lit. Il n'y avait aucune action sur les fausses membranes et le malade était en état de déshydratation, toutes les cellules de son organisme étaient pour ainsi dire à sec.

Il est deux autres médicaments que l'on fera bien d'éviter : le sublimé et l'acide phénique; la clinique a démontré que leur association nuisait à l'action du sérum; il n'est, du reste, pas sans danger d'employer ces substances dans une maladie qui met le rein en état de *mal-dépuration*.

Dujardin-Beaumetz.

Angine simple. — Conseiller l'emploi des gargarismes tels que :

```
Nº 1. Borax ou Chlorate de potasse....    10 gr.
       Miel rosat .......................  40 —
       Infusion de feuilles de ronces ...  200 —

Nº 2. Pétales de roses rouges ..........   10 gr.
       Alun ............................    5 —
       Miel rosat.......................   50 —
       Eau bouillante...................   250 —
```

Les collutoires peuvent aussi être employés :

```
Borate de soude, Alun ou Chlorate
    de potasse .......................    5 gr.
Miel rosat ...........................    20 —
```

On aura soin de changer de pinceau après chaque attouchement.

Constantin Paul.

Angine granuleuse. — I. TRAITEMENT EXTERNE. — Prescrire des pulvérisations d'eaux sulfureuses.

Faire des attouchements du pharynx avec :

> Chlorure de zinc .... 1 à 4 gr.
> Eau distillée.................... 100 —

Attouchements des granulations avec le crayon de sulfate de cuivre.

II. TRAITEMENT INTERNE. — Donner la liqueur de Fowler, à la dose de II à VIII gouttes par jour.

III. RÉGIME. — Défendre le tabac et l'alcool.

Descroizilles.

Angine gangreneuse chez les enfants. — Prescrire :

> Extrait de quinquina .... 2 gr.
> Eau de menthe................. ..... 18 —
> — de camomille.................. 20 —
> Sirop de guimauve .... 40 —

A prendre par cuillerées.

Jules Simon.

Angine diphtérique. — Le diagnostic étant posé à l'aide de l'examen bactériologique, commencer de suite le traitement local.

I. TRAITEMENT LOCAL. — Il comprend : les badigeonnages, les irrigations, les inhalations, les pulvérisations.

1º *Badigeonnages.* — Avoir soin de ne pas excorier la muqueuse.

Employer les pinceaux en molleton, ou encore deux pinces à forcipressure, armées de tampons de ouate hydrophile.

L'une, trempée dans un liquide modificateur, sera portée sur les surfaces couenneuses ; l'autre, garnie

de ouate sèche, servira à sécher la gorge de façon à
les imbiber, sans chercher à les arracher.

Faire ces manœuvres toutes les heures le jour,
toutes les trois heures la nuit.

Repousser les substances caustiques, les sels alcalins,
le sublimé : employer le jus de citron, l'acide acéti-
que en solution, l'acide salicylique; prescrire, par
exemple, les formules suivantes :

N° 1. Acide salicylique.........   0 gr. 50 à 1 gr.
      Infusion d'eucalyptus............ } àà 50 —
      Glycérine...................   }
      Alcool.......................   Q. S.

N° 2. Tannin......................   1 gr.
      Glycérine ....   30 —

En cas de persistance de la couenne, recourir au
perchlorure de fer, en employant la solution étendue
aux 2/3 de glycérine.

2° *Irrigations.* — Il faut pratiquer des lavages d'eau
boriquée ou d'eau bouillie, avant ou après les badigeonnages, peu importe, pourvu qu'on ne manque
pas de les faire.

3° *Inhalations.* — Créer autour du malade une
atmosphère d'oxygène.

Il est aussi utile de saturer l'air ambiant de vapeurs
d'eucalyptus, à l'aide de grands vases maintenus en
ébullition constante.

4° *Pulvérisations.* — Pratiquer des pulvérisations
permanentes de vapeur d'eau additionnée d'eau-de-
vie ou de thymol.

II. TRAITEMENT PAR LE SÉRUM. — Se procurer
le plus vite possible du sérum antitoxique et en injecter une première dose de 20 centimètres cubes
puisqu'il y a possibilité de diphtérie.

Faire alors l'examen bactériologique, pour assurer
son diagnostic.

S'il n'y a pas de diphtérie, le traitement local suffira ; mais s'il y a diphtérie, pure ou associée, continuer, outre le traitement local, les injections de sérum.

Malheureusement le sérum n'a pas toujours une action absolument certaine, car il n'a aucune action sur les streptocoques et les staphylocoques.

1° *Avantages.* — Les injections de sérum redonnent à l'enfant son appétit, sa salivation, lui procurent une sensation de bien-être ; l'intelligence s'éveille, le sommeil est meilleur ; la respiration devient plus régulière. Lorsqu'on étudie la sécrétion rénale, on constate que la toxine antidiphtérique s'élimine par elle, sans que, pour cela, elle agisse d'une façon nuisible sur le parenchyme rénal.

2° *Inconvénients.* — Sans parler de l'irritation cutanée consécutive à la piqûre qui est insignifiante, ni des abcès qui peuvent être évités, il faut redouter les éruptions qui suivent les injections, du 5e au 9e jour ordinairement ; érythèmes, urticaires, exanthèmes. Ces éruptions sont accompagnées de fièvre allant parfois jusqu'à 40°5 ; mais toutefois l'état général se maintient relativement bon : les urines sont abondantes, l'appétit persiste.

3° *Technique.* — Faire l'injection à l'aide d'une seringue spéciale, de capacité assez grande et stérilisable.

Choisir en général le flanc, enfoncer l'aiguille dans un pli de la peau et pousser lentement l'injection.

a) Cas de diphtérie pure. — Le premier jour, faire une injection de 2 centimètres cubes et mettre sur la face un peu de ouate et de collodion.

Le second jour, faire, matin et soir, une injection de 10 centimètres cubes.

Dès que l'on constate l'amélioration de l'état général, l'abaissement de la température, cesser le sérum.

*b) Cas de diphtérie associée à la présence de streptoco-

ques et de staphylocoques. — Injecter le sérum à hautes doses, aller jusqu'à 80 et 100 centimètres cubes.

III. TRAITEMENT HYGIÉNIQUE. — Placer le malade dans une chambre bien aérée, dans laquelle òn maintient une température constante de 16° ou 17°.

Hallopeau.

Angine diphtérique. — Un bon traitement est le suivant : employer l'acide phénique neigeux, tout à fait anhydre et faire usage, comme véhicules, de l'huile ou de la glycérine.

Sevestre.

Angine diphtérique. — Les résultats obtenus par les attouchements avec le sublimé, même dans des cas très graves, sont excellents ; ce traitement est, comme traitement local, préférable à tous les autres.

On doit seulement, essuyer l'amygdale, après l'application du sublimé, pour éviter l'intoxication hydrargyrique.

H. Rendu.

Angine infectieuse. — Dans les cas d'angine infectieuse, avec tuméfaction des amygdales et dysphagie considérable, due à un phlegmon du tissu cellulaire périlaryngien et périœsophagien, les applications de glace et de sangsues diminuent notablement la dysphagie.

Mais il peut se faire une névrite du nerf phrénique et du pneumogastrique par propagation.

TRAITEMENT. — Injections de caféine ; potion cordiale à l'alcool et à l'acétate d'ammoniaque ; sinapismes répétés ; vésicatoires à la partie supérieure du poumon gauche.

Henri Huchard.

Angine aiguë simple. — I. TRAITEMENT LOCAL.
— Badigeonnages répétés du pharynx avec :

N° 1. Bromure de potassium	5 gr.
Chlorhydrate de cocaïne	0 — 50
Glycérine neutre	} ãã 10 —
Eau de menthe.	

Si les douleurs sont trop vives, badigeonner avec :

Chlorhydrate de morphine.	0 gr. 15
Glycérine pure	15 —

II. TRAITEMENT GÉNÉRAL. — Administrer la quinine (de 0 gr. 50 à 1 gr.), seule ou associée à l'aconitine, selon la formule suivante :

Bromhydrate de quinine	0 gr. 40
Aconitine cristallisée	1/4 milligr.

Pour un cachet ; trois par jour, à trois heures d'intervalle.

Angine névralgique ou névralgie de l'isthme du gosier. — Le traitement doit s'adresser plutôt à l'élément névralgique qu'à l'élément inflammatoire. Dans ce but, on fait prendre le matin, à une heure d'intervalle, trois pilules contenant chacune :

Sulfate de quinine.	20 centigr.
Extrait de racines d'aconit, ...	1 —

Si les douleurs névralgiques sont rebelles, on administre, trois fois dans la journée, à deux ou trois heures d'intervalle, un cachet de 25 centigrammes de bromhydrate de quinine, en associant à chaque cachet un granule d'aconitine d'un quart de milligramme.

On touche le fond de la gorge, trois ou quatre fois
par jour, avec un pinceau trempé dans le mélange
suivant :

> Glycérine neutre. . . . .   10 gr.
> Chlorhydrate de morphine. . . . . .   10 centigr.
> Essence de menthe . . . .   IV gouttes.

Gouguenheim.

Angine aiguë. — Faire sur le pharynx des applications locales de cocaïne. Se servir d'une solution
au 1/20 chez l'enfant, au 1/10 chez l'adulte, au 1/5
chez les sujets réfractaires. Il y a nécessité d'appuyer vigoureusement sur ces parties, pour que le
médicament soit mieux absorbé. Son action, qui demande cinq à dix minutes pour se produire, dure
de cinq minutes à plusieurs heures, surtout chez
les sujets nerveux.

Ces applications amènent une détente avec soulagement de la douleur.

Angine érythémateuse tonsillaire. — Employer
le salol à doses suffisantes (2 à 3 gr. en 3 à 5 prises
par jour).

Le salol agit sur les angines aiguës, quelle qu'en
soit la cause ; il calme la douleur, la dysphagie ; en
calmant la douleur, il abaisse la température ; il
abrège la durée des angines et en particulier de l'*angine phlegmoneuse suppurée*.

Angine diphtérique. — La diphtérie, sous sa forme
bénigne, est beaucoup plus commune qu'on ne le croit,
et nombre d'épidémies d'amygdalites folliculaires
constatées dans les familles, en ville et dans les hôpitaux, ne sont autre chose que des épidémies de diphtérie.

I. TRAITEMENT PAR LE SÉRUM. — 1° *Indications.* —

Chez les enfants en bas âge et chez les adultes, le sérum agit avec une rapidité merveilleuse.

2° *Doses.* — *a*) Pour les *enfants* en bas âge, il faut employer des doses très modérées. Pour éviter les accidents, on doit donner autant de grammes que l'enfant a de mois d'âge et ne recommencer que si la température s'élève et surtout si la respiration se trouve embarrassée, ce qui est rare, si l'on a pris la précaution d'éloigner les enfants des malades qui ont de la broncho pneumonie.

b) Chez l'*adulte*, la dose minima peut être sans inconvénient de 20 grammes et l'augmentation de cette dose dépend des mêmes règles que celles qui ont été recommandées pour les enfants. C'est surtout chez les malades dont le larynx est envahi qu'il faut, sans hésiter, recourir à cette mesure.

Lorsque la diphtérie est hypertoxique, le sérum, même employé à très hautes doses, est sans action sur la maladie.

II. PROPHYLAXIE PAR LE SÉRUM. — L'injection de sérum, à titre de vaccination, peut être pratiquée sans péril, à condition que la dose ne soit pas trop élevée.

Marfan.

Angine diphtérique. — La diphtérie est une maladie caractérisée par deux ordres de manifestations :

a) Les unes locales, primitives, consistant en inflammations pseudo-membraneuses des muqueuses ou de la peau ;

b) Les autres générales, secondaires, dues à un empoisonnement par les toxines qu'élabore le bacille, au niveau des fausses membranes et à des infections secondaires par les microbes ordinairement associés aux bacilles de Klebs dans la fausse membrane.

Il en résulte que les indications thérapeutiques de l'angine diphtérique peuvent être formulées de la façon suivante :

1° Instituer un *traitement antiseptique local*, pour détruire le bacille de la diphtérie au foyer de son activité, c'est-à-dire au niveau de la fausse membrane ou tout au moins pour atténuer la virulence, ou encore pour entraver la multiplication des microbes associés à ce bacille.

2° Instituer un *traitement général*, afin de neutraliser l'action des toxines et combattre les infections secondaires ou tout au moins pour fortifier l'organisme et lui permettre de lutter avantageusement.

3° S'il y a lieu, combattre les complications par des moyens appropriés.

I. TRAITEMENT LOCAL ANTISEPTIQUE. — En présence de la difficulté qu'on éprouve à détacher les fausses membranes et d'autre part du danger qu'il peut y avoir, au point de vue de la réinoculation, à écorcher la muqueuse, on se bornera à promener, en appuyant, un pinceau de ouate, imprégné d'une solution phéniquée, sur les fausses membranes, dont on n'enlève que ce qu'on peut et sans violence aucune.

On peut aussi employer la glycérine phéniquée sous la forme de glycérolé à 1/20 chez l'adulte ou à 1/40 chez l'enfant. Ce collutoire pénètre et imprègne la fausse membrane ; il n'est pas irritant et ne détermine pas de cuisson : il fuse peu, et par conséquent, n'exposant pas la muqueuse aux érosions, il ne favorise point l'extension des fausses membranes en étendue. De plus, la douleur qu'il produit est tolérable et son action suffisante, puisque l'objectif du traitement est de neutraliser la fausse membrane, mais non point de la détruire.

Employer également l'eau phéniquée (1/1000) en grandes irrigations bucco-pharyngées.

L'importance de ces irrigations bucco-pharyngées est considérable. Elles complètent les badigeonnages. Elles balayent et nettoyent la muqueuse ; elles entraînent les débris de fausses membranes, dont les attouchements ont favorisé le détachement.

On répétera les irrigations bucco-pharyngées toutes les deux heures, avec l'eau phéniquée au 1/1000.

Voici, du reste, comment toutes les opérations doivent être réglées :

1° Toutes les deux heures, irrigations bucco-pharyngées, avec environ 1 litre d'eau phéniquée.

2° Trois fois par jour, dans les cas légers, quatre ou cinq fois par jour et une fois la nuit dans les cas graves, attouchements à la surface de la fausse membrane avec un pinceau, trempé dans la glycérine phéniquée.

A cet effet, on aura soin de bien étancher le pinceau. Celui-ci est promené en appuyant modérément sur la région malade. Malgré ces précautions, qui exigent plutôt de l'attention qu'une grande dextérité opératoire, la muqueuse peut saigner.

Ne faire de grand lavage buccal consécutif que si l'on a fait saigner la muqueuse, ou si l'on craint d'avoir laissé, au fond de la gorge, trop de glycérine phéniquée.

Dans l'intervalle, faire sucer au malade de petits morceaux de glace.

3° Faire des vaporisations antiseptiques, en mettant dans la chambre du malade, une casserole d'une contenance d'environ 2 litres d'eau, sur un fourneau à gaz ou à pétrole et dans laquelle on verse toutes les cinq ou six heures deux cuillerées à soupe de créosote ou d'alcool phéniqué (10 pour 100).

Examiner de temps à autre les urines, pour éviter l'intoxication phéniquée.

Cesser les vaporisations antiseptiques quand les urines prennent une coloration noirâtre ou verdâtre, indice de la saturation phéniquée de l'organisme.

L'acide phénique est l'agent local le plus souvent employé.

Parmi les nombreux médicaments encore préconisés, deux, en particulier, sont à retenir : le jus de citron et le pétrole à brûler, que l'on trouve partout et dont on peut se servir avantageusement, à défaut d'acide phénique ou en attendant que les remèdes aient été préparés.

Continuer le traitement, quel qu'il soit, jusqu'à disparition complète des membranes. Le bacille de la diphtérie persistant un certain temps dans la bouche, il faut, après la guérison, et pendant une quinzaine de jours, pour éviter la récidive et la contamination, conseiller aux personnes de l'entourage de se rincer la bouche deux ou trois fois par jour, avec une solution phéniquée faible (1/500).

II. TRAITEMENT GÉNÉRAL. — Il peut avoir un double but :

1° Appliquer une médication spécifique ;

2° Instituer un traitement simplement tonique et reconstituant.

1° *Traitement spécifique.* — Behring a fait connaître qu'on pouvait procurer une immunité temporaire au cobaye, animal très sensible au virus diphtérique, en lui inoculant du bouillon diphtérique, chauffé à 60° ou 70°, ou contenant une certaine dose de trichlorure d'iode. Si on sacrifie ces animaux ainsi immunisés et si on recueille leur sérum, pour y ensemencer le bacille de la diphtérie, on remarque que celui-ci pousse très bien, mais on constate qu'il ne fabrique pas de toxines. Or, ce sérum injecté dans la peau guérirait ou tout au moins empêcherait d'être mortelle la diphtérie inoculée au cobaye.

Chez l'homme, cette vaccination a donné des résultats favorables.

Parmi les médicaments internes préconisés, le perchlorure de fer, soit en solution, soit en potion, semblerait avoir une réelle utilité ; on peut le prescrire de la façon suivante :

Perchlorure de fer. . . . . XX gouttes
Eau distillée . . . . 125 gr.
Sirop d'écorces d'oranges amères... 25 —

On fait prendre, toutes les deux heures, après chaque irrigation, une cuiller à soupe de cette préparation, dans une tasse de porcelaine ou un verre. Prendre un peu de lait après la potion et s'abstenir de substances renfermant de la gomme ou du tannin, comme le vin.

2° *Traitement tonique.* — Alimentation abondante, liquide ou semi-liquide, de consistance molle et très alibile sous un petit volume ; lait, crèmes, jus de viande, mie de pain imbibée de jus de viande, purées de viande, œufs à la coque.

Quinquina, alcool, café.

A la fin de chacun des deux grands repas, faire prendre la moitié de la potion suivante :

Infusion de café . . . . 100 gr.
Sirop de gomme . . . . 30 —
Extrait mou de quinquina . . . . 4 —
Cognac. . . . . 15 —

III. TRAITEMENT DES COMPLICATIONS. — Il varie avec la nature même des complications.

IV. CONVALESCENCE. — Pendant la convalescence, il faut continuer encore les irrigations, ou, si l'âge le permet, les gargarismes. La solution phéniquée est alors titrée au 1/500.

Moizard.

Angine diphtérique. — I. TRAITEMENT PAR LES ATTOUCHEMENTS AVEC LE SUBLIMÉ. — On emploie le sublimé dissous dans la glycérine à la dose de 1/20. Pour les petits enfants, de quelques mois à deux ans, on se servira d'une solution au 1/30 ou au 1/40.

C'est un liquide de consistance sirupeuse, absolument transparent; contrairement à ce qu'on pourrait supposer, il n'est nullement caustique. Quelques gouttes de ce liquide, mises sur la langue, ne déterminent aucune sensation de cuisson, aucune douleur; elles laissent seulement un goût métallique, qui ne tarde pas à disparaître. Du reste, les enfants assez âgés pour rendre compte de leurs sensations n'accusent pas de douleurs après le badigeonnage.

L'application sur les amygdales d'une substance aussi toxique nécessite certaines précautions.

1° *Instruments.* — Pour faire le badigeonnage, on peut se servir, soit des pinceaux molletonnés de M. de Crésantigues, soit de pinces à forcipressure, dont l'extrémité est garnie d'un tampon de ouate antiseptique, soit, ce qui est beaucoup plus simple, de manches de pinceaux ou de porteplumes, dont une des extrémités est garnie d'un bourdonnet de ouate du volume d'une olive à peu près.

2° *Dispositions préopératoires.* — Pour pratiquer ces badigeonnages, il faut, s'il s'agit d'un enfant, que le malade soit enlevé de son lit, entouré d'un drap en double, et solidement maintenu par une personne vigoureuse, qui fixe la tête contre sa poitrine. Ceci fait, le médecin maintient la bouche largement ouverte avec la main gauche, armée d'un abaisse-langue, ou d'une cuiller, et pratique le badigeonnage de la main droite.

Quelle que soit l'instrumentation, il est nécessaire d'avoir trois pinceaux ainsi préparés.

3° *Technique.* — Chaque badigeonnage se compose de trois temps.

a) *Premier temps.* — Dans un premier temps, on

nettoie la gorge, aussi exactement que possible, avec un pinceau sec, cherchant à enlever le plus de mucosités possible, à détacher également les fausses membranes, mais sans effort, sans violence, évitant d'excorier la muqueuse.

b) *Deuxième temps*. — Cela fait, on touche, dans un second temps, les parties malades avec un autre pinceau, trempé dans de la glycérine au sublimé et exprimé.

Cet attouchement est fait légèrement.

c) *Troisième temps*. — Enfin, pour éviter la déglutition du liquide, on essuie immédiatement après les parties sur lesquelles on vient de l'appliquer, avec le troisième pinceau.

Grâce à ces précautions, il n'y a pas lieu de redouter les accidents d'intoxication, qui, *a priori*, sembleraient singulièrement à craindre.

Cette petite opération, en trois temps, se fait très rapidement, s'il y a autour du malade un personnel suffisant. En quelques secondes, tout est terminé et le malade est remis au lit.

4° *Fréquence des badigeonnages*. — On ne pratique que deux badigeonnages par vingt-quatre heures, trois au plus, dans les cas graves.

5° *Avantages*. — La rareté des badigeonnages est un des grands avantages de cette méthode de traitement si efficace.

Avec les autres topiques, il faut faire les attouchements au moins toutes les quatre heures et une ou deux fois pendant la nuit. Au total, de six à huit attouchements par vingt-quatre heures.

Avec les lavages de la bouche, qui sont si importants et qu'il faut pratiquer aussi bien quand on emploie la glycérine sublimée que les autres topiques, cela fait douze à quatorze opérations par vingt-quatre heures, accompagnées de cris, de pleurs, de résislances, ce qui ne tarde pas à amener une fatigue extrême du petit malade.

Avec le traitement par le sublimé, au contraire, tout est réduit au minimum de fatigue et de douleur.

Sous l'influence de ce traitement, les fausses membranes se modifient rapidement. Quand il s'agit d'angine moyenne, dès le second jour du traitement, elles deviennent moins épaisses, plus molles, prenant cette coloration légèrement grisâtre qui indique l'imminence de leur chute.

II. Traitement par le sérum anti-diphtérique. — Le microbe de la diphtérie, qu'on trouve en abondance dans les fausses membranes et immédiatement au-dessous, ne se répand pas dans l'organisme, ni dans le sang ni dans les organes, bien que ces organes puissent être atteints par certaines lésions particulièrement graves.

Ces lésions relèvent donc d'une intoxication, d'une toxine spéciale, mise en évidence par les travaux de Roux. Injectée à petites doses progressives, chez le cheval et la chèvre, moins sensibles à la diphtérie, cette toxine arrive à rendre ces animaux absolument réfractaires à l'inoculation de doses massives, fortement toxiques.

Mais Behring a montré que l'immunisation n'était pas la seule propriété acquise par le cheval ainsi vacciné, car le sérum de ces animaux est devenu antitoxique et constitue par là même un antidote véritable du poison diphtérique.

L'introduction du sérum anti-diphtérique en thérapeutique a donné des résultats inespérés.

Sur 231 enfants traités par la nouvelle méthode de MM. Roux et Behring, 31 sont morts, si bien que la mortalité est tombée à 14,71 pour 100 au lieu de 50 pour 100, comme cela était auparavant.

1° *Technique de la sérumthérapie*. — Pour pratiquer la sérumthérapie, on se sert d'une seringue de 20 centimètres cubes, facilement démontable et stérilisable.

Le lieu choisi pour l'injection est lavé avec une solution de sublimé à 1/1000.

Après avoir rempli la seringue de sérum, on la prend de la main droite et, suivant l'aiguille avec l'index et le pouce, on l'introduit dans un pli fait de la main gauche à la peau du flanc, en prenant soin de ne pas trop enfoncer, pour rester dans le tissu cellulaire sous-cutané. La résorption du liquide injecté se fait en quinze ou trente minutes.

2° *Indications de la sérumthérapie.* — En présence d'un cas de diphtérie, faire de suite une première injection.

Si, dès le second jour, l'état local s'améliore, que l'on constate un abaissement marqué du pouls et de la température, il n'y a pas de raison pour faire une nouvelle injection.

Si la température se maintient élevée, le pouls fréquent, que l'albuminurie persiste, il faut continuer les injections et, dans ce cas, pratiquer quotidiennement soit une seule, soit deux injections de 10 centimètres cubes chacune ou l'une de 10, l'autre de 5, suivant la gravité du cas. Les injections peuvent être ainsi continuées pendant deux, trois, quatre jours et même plus.

Même après suspension du traitement, lorsqu'apparaît l'albuminurie, on peut refaire une nouvelle injection de 10 centimètres cubes.

III. TRAITEMENT LOCAL. — Les grandes irrigations sont indispensables et la sérumthérapie ne leur a rien enlevé de leur utilité. Elles permettent de déterger la muqueuse nasale, les cavités buccale et nasale.

Pour pratiquer ces lavages, qui doivent être répétés deux, trois ou même quatre fois par jour, on peut se servir soit d'eau boriquée, soit d'eau bouillie, simple ou additionnée de 50 grammes de liqueur de Labarraque pour 1 litre.

Il est nécessaire de continuer ces lavages, en les réduisant à deux par jour pendant un mois encore après la disparition des fausses membranes.

Pour compléter le traitement local, on pourra, comme auparavant, pratiquer les attouchements avec de la glycérine salicylée à 5 pour 100.

D'Heilly.

Angine diphtérique. — Se servir toujours localement de l'acide salicylique, dans la proportion de 1 gramme pour 30 de glycérine.

Hutinel.

Angine diphtérique. — Employer soit le liquide de Gaucher, soit le phénol sulforiciné.

Pratiquer les irrigations avec l'eau de chaux, l'eau phéniquée ou chloratée à 1 pour 100, l'eau boriquée à 4 pour 100.

Gaucher.

Angine diphtéritique. — 1° Enlever les fausses membranes;

2° Badigeonner les parties malades avec une mixture antiseptique forte;

3° Laver la cavité bucco-pharyngée avec une solution antiseptique faible.

Faciles chez l'adulte, ces opérations présentent chez l'enfant de plus grandes difficultés; mais on finit par en triompher.

1° *Ablation des fausses membranes.* — Cette ablation se fait avec une tige flexible ou rigide, armée à son

extrémité de ouate hydrophile ou de molleton roulés
sur eux-mêmes et que l'on jette au feu après s'en être
servi. Agir doucement et autant que possible ne pas
faire saigner la muqueuse.

2° *Badigeonnages des surfaces malades avec une mixture antiseptique forte.* — Employer la mixture suivante, qui est la mixture de Soulez (de Romorantin)
modifiée :

Camphre	20 gr.
Huile de ricin	15 —
Alcool à 90°	10 —
Acide phénique cristallisé	5 —
— tartrique.	1 —

Elle forme une solution parfaitement limpide, dans
laquelle on imprègne un pinceau de ouate, qu'on égoutte
avec soin avant de s'en servir pour toucher les surfaces
malades. Jeter le pinceau et recommencer une ou
deux fois avec un nouveau pinceau; toucher tous les
points malades et chercher à faire pénétrer le liquide
dans les cryptes amygdaliennes.

Le badigeonnage *phéno-camphré*, quoique assez douloureux, passe pour être le meilleur topique employé
jusqu'ici.

3° *Irrigations bucco-pharyngées, avec une solution
antiseptique faible.* — Ces irrigations, que l'on pratique dix minutes après le badigeonnage, sont faites
avec une solution boriquée (3 pour 100), phéniquée
(1/1000) ou simplement avec de l'eau bouillie. On
peut se servir à cet effet soit d'un irrigateur Eguisier,
soit d'un récipient quelconque suspendu à une certaine hauteur et muni inférieurement d'un tube terminé par une canule en caoutchouc durci. Pour
pratiquer l'irrigation, on maintient l'enfant la tête
penchée au-dessus d'une cuvette, la canule étant
placée entre les dents. Il faut faire passer, chaque fois,

environ un litre de liquide avec des intervalles de repos.

Cette série de manœuvres doit être répétée toutes les deux, trois ou quatre heures, suivant la rapidité de reproduction des fausses membranes. La nuit, le nettoyage n'est pratiqué qu'une seule fois.

Ce traitement donne 93 pour 100 de guérisons, alors que la mortalité ordinaire est de 60 pour 100. Il guérit souvent des angines très graves, empêche fréquemment la production du croup secondaire, diminue le nombre des cas où la mort est due à une infection secondaire et enfin abaisse la proportion des paralysies consécutives.

Mais, si ce traitement améliore considérablement le pronostic de la diphtérie chez les enfants âgés de plus de 8 à 10 ans, la même amélioration n'est pas assurée chez les sujets plus jeunes, ce qui tiendrait à ce que, chez ces derniers, certaines manifestations diphtériques (croup et broncho-pneumonie) ne seraient pas accessibles au traitement local. Même chez les petits enfants, il conserverait néanmoins une partie de sa valeur, si on pouvait intervenir à temps, à la période d'angine.

L'acide phénique étant regardé comme l'un des antiseptiques les plus efficaces contre le bacille de la diphtérie, on a cherché à incorporer cet agent à d'autres substances et c'est ainsi qu'on l'a associé au sulforicinate de soude dans la proportion suivante :

Acide phénique...............	20 gr.
Sulforicinate de soude	80 —

Ce phénol sulforiciné conserverait à l'acide phénique tout son pouvoir antiseptique, en lui enlevant, a-t-on prétendu, sa causticité, ce qui ne serait pas absolument démontré. Quoi qu'il en soit, il donnerait d'excellents résultats. Particularité à noter : on ne l'appliquera qu'après avoir fait les irrigations bucco-pharyngées.

A. Chauffard.

Angine aiguë. — I. TRAITEMENT LOCAL. — Le traitement antiseptique des angines aiguës a pour base des lavages fréquents de la gorge, avec des antiseptiques, qui y sont amenés, soit par des gargarismes chez les adultes, soit au moyen d'une seringue lorsque le malade est trop jeune pour se gargariser.

Les lavages doivent être répétés fréquemment, toutes les deux ou trois heures au moins.

Chez les enfants, il est de règle de faire usage de solutions assez faibles.

On pourra se servir d'abord des solutions à base de borax, de naphtol (25 centigr. par litre), de phénol (1/2 ou 1 pour 100) :

```
Nº 1. Eau distillée . . . . . . . . . . . . . . . . .    1 litre
      Naphtol β . . . . . . . . . . . . . . . . . . .    0 gr. 25

Nº 2. Eau distillée. . . . . . . . . . . . . . . . .    200 gr.
      Acide phénique. . . . . . . . . . . . . . . . .1 à 2 —
```

Les enfants sont très susceptibles à l'acide phénique, et ce médicament doit, pour cette raison, être réservé pour la diphtérie.

On peut encore employer des solutions chaudes d'acide borique saturées ou sursaturées. On fait dissoudre 120 grammes d'acide borique dans un litre d'eau, à condition d'ajouter à chaud 1 gr. 50 de magnésie pour 10 grammes d'acide borique.

On peut aussi se servir d'une solution chaude d'hydrate de chloral à 1 pour 200.

S'il y a des fausses membranes, on pourra se servir, pour les enlever, de pinces munies d'un bour-

donnet de ouate. Après avoir enlevé, en procédant
avec précaution, les productions membraneuses, on
fait une application de ouate sèche sur la muqueuse,
puis de ouate chargée d'un antiseptique, de naphtol
camphré, qui est très douloureux, mais très efficace,
ou de phénol sulforiciné, qui est aussi très utile. Ces
nettoyages doivent être faits prudemment; il ne faut
pas faire saigner la muqueuse, car on créerait ainsi
des voies d'absorption pour les toxines.

II. TRAITEMENT GÉNÉRAL. — Comme des troubles
digestifs accompagnent souvent l'angine, il est nécessaire d'associer au traitement local l'antisepsie intestinale.

On donne, par exemple, 2 à 3 grammes de naphtol
par jour, et, sous l'influence de ce traitement, l'angine peut avorter.

On peut administrer le salol (4 à 5 gr.). A hautes
doses, ce médicament calme la douleur locale, fait
tomber la fièvre et fait tourner court l'angine, car le
salol se dédouble en phénol qui agit comme antiseptique. Le seul inconvénient du salol à hautes doses
est de rendre les urines noires. Il faut donc surveiller
les urines. Mais si l'on cesse ou si même on diminue
la dose, les urines reprennent leur couleur physiolo-
gique.

Enfin, si les symptômes sont aigus, on peut ajouter
à ces moyens fondamentaux les antiphlogistiques
(sangsues derrière les oreilles).

On peut aussi, dans le même but, faire sucer de la
glace ou mettre cette dernière en sachet autour du cou.

Burlureaux.

Angine scarlatineuse. — L'angine scarlatineuse
tardive, qu'il ne faut pas confondre avec l'angine
érythémateuse précoce, est une très grave complica-

tion de la scarlatine, et il faut la surveiller de très près.

Faire gargariser le malade toutes les heures, dût-on le réveiller la nuit pour cela, et surtout faire deux ou trois fois par jour des irrigations antiseptiques dans la gorge.

Pour pratiquer ces irrigations, faire lever le malade, quelle que soit la gravité de son état, en prenant les précautions utiles.

Manuel opératoire. — Il est nécessaire de bien voir clair ; un aide muni d'un irrigateur se tient à la gauche du sujet, un peu en arrière. Le médecin fait alors ouvrir la bouche au malade, et lui dit de montrer les dents et de rentrer la langue qu'il abaisse fortement avec une cuiller.

L'opérateur, tenant de la main gauche la cuiller et de la main droite la canule de l'irrigateur, vise les fausses membranes, contre lesquelles il dirige un jet oblique et puissant. Ce jet, tournoyant dans l'arrière-gorge, détache les fausses membranes mieux que n'importe quel pinceau ou écouvillon. Un litre de liquide chaud et plus ou moins antiseptique est nécessaire à chaque opération. Pour éviter la suffocation, suspendre l'irrigation chaque fois que le malade paraît incommodé. On le laisse ainsi respirer et cracher.

On s'y reprendra à sept ou huit fois pour faire passer un litre d'eau. Les deux ou trois premières opérations sont assez pénibles, mais les malades en éprouvent un tel bienfait qu'ils acceptent et même réclament l'irrigation.

Dans les cas graves, à la suite de l'irrigation, recommander un attouchement avec un liquide antiseptique.

Employer le perchlorure de fer ou la solution d'acide phénique dans la glycérine à 1/10.

On pourrait également se servir d'une solution de résorcine à 1/100, du collutoire de Gaucher, etc.

Variot.

Angine diphtérique. — I. TRAITEMENT LOCAL. — Le mal est d'abord local et il doit être traité comme tel, quel que soit le germe qui l'a produit.

Le traitement sera donc d'autant plus avantageux qu'il aura été plus précoce.

Comme la méthode antiseptique est sans danger, on ne craindra pas de l'appliquer, alors même que le diagnostic de diphtérie ne serait pas formulé d'une manière absolument positive. *Toute angine suspecte devra être traitée comme diphtérique.*

Le traitement consistera essentiellement dans un nettoyage de la gorge, à l'aide d'un pinceau un peu dur, ou mieux d'un petit écouvillon de coton hydrophile, fixé à l'extrémité d'une pince ou d'une tige de bois. Le tampon, d'abord imprégné d'une mixture antiseptique puissante (glycérine phéniquée à 1/10 par exemple), sera frotté doucement sur les membranes pour les détacher. On enlèvera ainsi la plus grande quantité possible de l'exsudat. Mais il est des membranes, qui sont extrêmement adhérentes à la muqueuse sous-jacente et qui ne se détachent pas, même par une friction vigoureuse.

On risquerait d'excorier la muqueuse et de la faire saigner, en voulant pousser trop loin le nettoyage.

Il sera préférable d'attendre que ces membranes se ramollissent d'elles-mêmes. Elles seront entraînées tôt ou tard par les badigeonnages.

En même temps que les membranes sont enlevées par l'écouvillon de coton hydrophile, la surface occupée par elles est badigeonnée, toutes les heures le jour, toutes les deux heures et demie la nuit, avec la solution antiseptique suivante :

Glycérine .... 60 gr.
Acide phénique.................. 4 —
— borique..................... 8 —

et les fermentations putrides sont, sinon arrêtées, tout au moins ralenties.

Immédiatement après le nettoyage du pharynx, une irrigation de 1 litre de solution antiseptique faible (acide borique à 1 ou 2 pour 100) sera faite dans la gorge :

Eau bouillie..................... 1000 gr.
Acide borique................... 10 —
— phénique................. 2 —
Glycérine...................... Q. S.

L'irrigateur système Éguisier, armé d'une longue canule en caoutchouc, est très commode pour cet usage.

Les opérations du nettoyage de la gorge et de l'irrigation seront répétées, toutes les deux heures au moins, *nuit et jour*. Une irrigation toutes les heures ne peut qu'être avantageuse.

Ces interventions si fréquentes, si pénibles, pour l'enfant et pour le médecin, doivent être continuées et répétées rigoureusement, tant que les membranes se reproduisent. C'est une lutte de tous les instants.

La question de la substance antiseptique à employer pour imprégner les pinceaux ou les écouvillons, qui servent au nettoyage de la gorge, a perdu beaucoup de son importance. Nous n'avons pas, à proprement parler, de remède spécifique contre la diphtérie; on peut même dire que tous les topiques antiseptiques sont utiles, pourvu que le pharynx soit nettoyé aussi complètement que possible et pourvu que les irrigations détersives soient abondantes et très rapprochées.

La grosse difficulté n'est pas de choisir le topique

local dans la classe nombreuse des médicaments antiseptiques ou dissolvants; le tout est de bien l'appliquer.

Quant au liquide destiné aux irrigations détersives, il doit être composé de telle manière qu'il ne
soit pas irritant pour la muqueuse de la bouche, et la
substance antiseptique dissoute ne doit pas être
toxique, car les jeunes enfants courent toujours le
risque d'absorber une certaine quantité du liquide
injecté dans la bouche.

II. TRAITEMENT GÉNÉRAL. — Pendant tout le
temps de l'évolution d'une diphtérie, les forces du malade seront soutenues par la médication tonique. Toutes
les heures, donner une cuillerée à soupe de :

Eau distillée	100 gr.
Extrait mou de quinquina.	4 —
Cognac.	30 —
Sirop d'écorces d'oranges amères . .	50 —

III. RÉGIME. — Le médecin doit unir ses efforts
à ceux de la mère pour faire accepter les aliments
les plus substantiels.

IV. TRAITEMENT HYGIÉNIQUE. — Comme adjuvant
du traitement local, les vapeurs phéniquées sont une
excellente ressource.

Après avoir fait enlever les tentures de la pièce où
se trouve le petit diphtérique, on fait évaporer un
gramme d'acide phénique dissous dans l'eau, par mètre
cube de la capacité de la chambre.

Il faut toujours que l'atmosphère soit sursaturée
de vapeurs d'eau, que la vapeur condensée ruisselle
le long des vitres.

Les urines doivent être surveillées pour éviter l'intoxication phéniquée.

Chantemesse.

Angine aiguë simple. — Badigeonnages de la gorge avec :

    Acide phénique .... 5 gr.
    Camphre .... 20 —
    Glycérine .... 25 —

J. Comby.

Angine gangreneuse. — I. TRAITEMENT LOCAL. — 1° Pulvérisations créosotées.

2° Attouchements des parties malades avec :

    Nº 1. Eau distillée .... 150 gr.
          Sirop simple. ....   20 —
          Alcool de lavande. .... ⎰ ää 12 —
             — de myrrhe. .... ⎱
             — de capsicum ....   6 —
          Créosote ....   1 —

    Nº 2. Acide chlorhydrique ......   1 gr.
          Miel rosat ....   30 —
          Eau distillée...........   200 —

    Nº 3. Acide phénique ....   1 gr.
          Glycérine ....   20 —

    Nº 4. Permanganate de potasse........   1 gr.
          Eau distillée. ....   150 —

II. TRAITEMENT GÉNÉRAL. — Toniques : alimentation fortifiante, alcool, quinquina.

Angine herpétique. — I. TRAITEMENT EXTERNE. — 1° Pratiquer l'antisepsie de la gorge avec :

    Nº 1. Borax ....   5 gr.
          Sirop de mûres ....   40 —
          Eau distillée........... 200 —

Nº 2. Chlorate de potasse. . . . .   5 gr.
      Sirop diacode. . . . .   20 —
      Eau distillée. . . . .   150 —

Nº 3. Acide salicylique. . . . .   1 gr.
      Alcool à 90°. . . . .   10 —
      Glycérine . . . .   20 —
      Eau distillée . . . .   150 —

2º Prescrire des gargarismes émollients :

Nº 1. Décoction de racines de guimauve. 200 gr.
      Sirop de miel . . . .   50 —

Nº 2. Décoction d'orge . . . .   } àà 100 gr.
      Lait tiède. . . . .

II. TRAITEMENT INTERNE. — 1º Si la douleur et la fièvre persistent, on donnera un vomitif qui amène une heureuse sédation.

2º Diète lactée et repos à la chambre.

Angine phlegmoneuse. — I. TRAITEMENT MÉDICAL. — 1º Gargarismes émollients.

2º Contre la douleur, donner de petits morceaux de glace à sucer.

3º Le salol, à la dose de 2 à 3 grammes par jour, donne de bons résultats et peut parfois faire avorter l'angine.

4º Gargarismes antiseptiques avec :

      Acide salicylique. . . . .   1 gr.
      Alcool à 90°. . . . .   20 —
      Eau distillée. . . . .   300 —

II. TRAITEMENT CHIRURGICAL. — Incision de l'abcès au bistouri ou au galvanocautère, dirigée parallèlement à la joue, pour éviter la blessure des vaisseaux carotidiens.

Le Gendre.

Angine diphtérique. — I. TRAITEMENT LOCAL. — 1° *Attouchements.* — Trois ou quatre fois par jour, faire des attouchements, sur toute l'étendue des fausses membranes et un peu au delà, avec :

Sublimé.....................................	1 gr.
Alcool......................................	100 —

Afin de bien localiser le topique, on se servira non pas d'un pinceau, mais d'un tampon de ouate, tenu à l'aide d'une pince à forcipressure et bien exprimé après l'avoir trempé.

2° *Irrigations.* — Toutes les deux heures, irrigations abondantes, suivies de pulvérisations avec une solution saturée d'acide borique à 4 pour 100.

La fréquence des irrigations et le soin avec lequel elles sont faites ont une importance capitale.

L'enfant est roulé dans un châle, les bras le long du corps, pour qu'il ne puisse se débattre. Il est assis sur les genoux d'une personne, qui lui maintient la tête immobile, tandis qu'une autre personne tient une cuvette sous le menton.

En pinçant le nez de l'enfant, on lui fait ouvrir la bouche. Placé en face de l'enfant, le médecin dirigera sur le fond de la gorge un jet suffisamment énergique.

Il faut éviter avec soin, pour badigeonner la gorge, de se servir de caustiques, qui favorisent l'extension du mal et augmentent la dysphagie.

II. TRAITEMENT GÉNÉRAL. — Donner le benzoate de soude, à la dose de 3 à 12 grammes, suivant l'âge et l'état des fonctions digestives.

III. RÉGIME. — Vins de Bordeaux, d'Espagne et de Champagne. Café.

Josias.

Angine diphtérique. — I. TRAITEMENT LOCAL. — 1° *Attouchements.* — Les attouchements avec le phénol sulforiciné fournissent de bons résultats.

La solution de phénol sulforiciné peut contenir 20 pour 100 d'acide phénique pour 80 grammes de sulforicinate de soude.

La technique de ces attouchements est la suivante :

Avec un tampon de ouate sec, dessécher d'abord la surface des membranes et, si possible, les détacher, sans toutefois user de violence.

Toucher alors, avec un second tampon imbibé de phénol sulforiciné, les membranes et la place qu'elles occupent.

Ces attouchements seront répétés cinq ou six fois dans les vingt-quatre heures, trois ou quatre fois pendant le jour et deux fois pendant la nuit.

Le phénol sulforiciné est toujours bien supporté et provoque seulement quelquefois une sensation de chaleur modérée.

2° *Lavages.* — Entre chaque badigeonnage, pratiquer de grands lavages de la bouche avec de l'eau de chaux.

On enlève avec une pince les fausses membranes qui paraissent se détacher.

3° *Acide salicylique et irrigations boriquées.* — Lorsque les fausses membranes auront cessé de se reproduire, suspendre l'emploi du phénol sulforiciné et employer la médication suivante :

Badigeonnages répétés, trois ou quatre fois dans les vingt-quatre heures, avec un mélange d'acide salicylique et de glycérine au 1/30 ;

Lavage de la bouche avec une solution d'acide borique à 3 pour 100.

LEFERT. — Maladies de la bouche.   4

II. Traitement général. — Soutenir les forces du malade par les toniques habituels.

Les inhalations d'oxygène conviennent aux formes hypertoxiques.

III. Régime. — Il faut surveiller avec grand soin l'alimentation des malades.

Wurtz.

Angine scarlatineuse. — L'angine précoce de la scarlatine est le plus souvent due au streptocoque pyogène, à l'état de pureté, ou mêlé à d'autres microbes de la suppuration. Quelle que soit la gravité apparente des symptômes, elle n'est pas, dans la très grande majorité des cas, de nature diphtérique, comme l'est le plus souvent l'angine scarlatineuse tardive. Il importe donc de ne pas évacuer dans les pavillons de diphtériques les enfants qui sont atteints d'angine scarlatineuse, car on les expose à contracter la maladie qu'ils n'ont pas.

Capitan.

Angine vulgaire ou mal de gorge simple. — I. Traitement local. — A la moindre constatation d'une gêne dans la déglutition, s'accompagnant de rougeur des amygdales et du pharynx, même avec peu de gonflement, il faut laver fréquemment toute la région enflammée. Les gargarismes chauds avec de l'eau salée, avec de l'eau vinaigrée, avec un peu de citron dans de l'eau, constituent des remèdes de bonne femme si l'on veut, mais qui n'en sont pas moins fort utiles, car ils peuvent être appliqués partout et immédiatement dès les premiers symptômes.

Si on a sous la main de l'eau boriquée saturée, le mieux est de l'employer, de préférence chaude.

S'il y a douleur marquée, on pourra utilement couper l'eau boriquée avec moitié d'eau de guimauve bien bouillie, dans laquelle on aura fait bouillir une tête de pavot ou à laquelle on ajoutera quelques gouttes de laudanum ou encore 3 ou 4 centigrammes de chlorhydrate de cocaïne pour un demi-verre.

Le chlorate de potasse peut être souvent utile, à la dose de deux pincées pour un demi-verre d'eau boriquée. Les pastilles ou les comprimés de chlorate de potasse, pur ou mélangé au borax avec 1 milligramme de chlorhydrate de cocaïne par pastille, peuvent aussi être employés utilement.

Si l'angine paraît plus intense, si le gonflement est plus marqué, on pourra, avec avantage, employer la solution boriquée forte, préparée suivant la formule :

Acide borique......................	100 gr.
Carbonate de magnésie..	15 —
Eau distillée	1 litre

On peut également employer une solution phéniquée à 1 ou 2 pour 100.

Tout en soignant le mal de gorge, tâcher de poser un diagnostic, s'efforcer de savoir s'il s'agit d'un simple mal de gorge *a frigore* ou grippal, ou bien s'il s'agit d'une angine rhumatismale, scarlatineuse, d'une exacerbation d'angine chronique, etc.

II. TRAITEMENT GÉNÉRAL. — Une légère purgation est utile.

Si l'angine est un peu intense, le gonflement marqué, prescrire le salol et formuler :

Salol...........................	50 centigr.

pour un cachet ; en prendre deux ou trois par jour aux repas.

S'il y a de la fièvre, de la céphalée, des douleurs vagues, prescrire, suivant les cas, le sulfate de quinine ou l'antipyrine.

On peut même, avec avantage, les associer et formuler :

    Sulfate de quinine............... 15 centigr.
    Antipyrine.....................   50   —

pour un cachet ; deux à trois par jour.

ANGIOME DE LA LANGUE.

Verneuil.

Préférer le thermocautère ou l'anse galvanique à l'instrument tranchant, comme plus hémostatiques ; mais ces instruments produisent des brûlures et par suite des escarres qui retardent la guérison.

Le Dentu.

L'excision sera faite radicalement. Suivant le conseil de J.-L. Petit, l'exérèse devra empiéter un peu sur les tissus sains, afin de ne pas mordre la zone hémorragique des dilatations vasculaires.

On pourra encore se servir de l'écraseur linéaire de Chassaignac, en procédant avec lenteur afin d'éviter toute cause d'hémorragie.

L'usage de la ligature lente ou progressive est tombé en désuétude.

Il ne faut pas être trop exclusif dans le choix d'une méthode de traitement, tous les procédés pouvant être à leur tour utilement employés. L'âge et la santé du sujet seront pris en sérieuse considération et il serait imprudent d'exposer les jeunes enfants à des opérations sanglantes et prolongées. Enfin il y a des contre-indications et certaines tumeurs érectiles, étendues, diffuses ont une marche envahissante, qui les place d'emblée au-dessus des ressources de l'art.

De Saint-Germain.

Pratiquer des injections de liqueur de Piazza, chez les enfants. Cette liqueur coagule le sang, sans déterminer aucune escarrification. Elle a pour base le perchlorure de fer. En voici la composition :

Perchlorure de fer............	25 gr.
Chlorure de sodium...........	15 —
Eau distillée...............	60 —

Pour pratiquer ces injections, on devra prendre certaines précautions et voici les règles suivant lesquelles elles doivent être faites :

Une compression exacte et efficace sera exercée autour de la tumeur avant, pendant et après l'injection.

On enfoncera bien l'aiguille au centre de la tumeur et on y instillera de III à V gouttes de la liqueur au maximum.

L'injection pratiquée, la tumeur devient dure, se consolide, change de couleur à cause de la coagulation du sang, c'est-à-dire de la production de lymphe plastique et de tractus fibreux cicatriciels enserrant les vaisseaux et s'opposant à leur nutrition. La tumeur est ainsi enrayée dans son développement.

Richelot et Terrillon.

Grâce aux moyens hémostatiques (pinces à forcipressure) et aux antiseptiques en usage aujourd'hui, l'ablation au bistouri et l'extirpation radicale par l'ignipuncture avec suture immédiate sont les méthodes de prédilection, car si l'extirpation a été considérée pendant longtemps comme une méthode d'exception, cela tenait à deux causes principales : la crainte de produire une plaie étendue susceptible de devenir la source d'un érysipèle ou d'une infection purulente, et surtout la crainte d'une hémorragie trop abondante.

ANGIOME DES LÈVRES.

A. Broca.

1° *Cas légers*. — Cautérisation superficielle à l'acide nitrique et injections coagulantes.

Vaccination.

Lorsque la masse est bien limitée, l'excision au bistouri, suivie de suture est le meilleur procédé.

2° *Cas graves*. — Lorsque la tumeur est volumineuse, on en pratiquera l'exérèse par la cautérisation interstitielle au thermo ou au galvanocautère.

Repousser l'emploi des sétons multiples.

ANGIOME DE LA LUETTE.

A. Broca.

Que l'angiome soit simple ou caverneux, on pratiquera l'excision de la luette, à l'aide de l'anse galvanique, afin d'éviter l'hémorragie.

ANKYLOGLOSSE.

A. Broca.

Ankyloglosse supérieur — Dissection aux ciseaux du plancher de la bouche. Libération de la langue qu'on entourera de muqueuse par la suture.

Ankyloglosse inférieur. — Le traitement consiste dans la section du frein trop développé.

L'incision portera sur 2 ou 3 millimètres et le débridement sera achevé d'un coup d'ongle. On évite ainsi l'hémorragie et si malgré cela l'hémorragie avait lieu, on pourrait pratiquer la suture de la plaie.

ANTÉVERSION DENTAIRE.

Magitot.

La guérison spontanée de cette affection est impossible. Il faut forcément avoir recours aux moyens orthopédiques, tels que le bâillon, les appareils à traction postérieure ou à pression antérieure.

1° *Bâillon.* — Moyen incommode; rarement employé.

2° *Appareils à traction postérieure.* — Ils sont constitués par une lame métallique, en platine ou en or, fixée aux molaires; de son bord antérieur partent des fils de soie ou de caoutchouc, adaptés aux dents, qu'ils ramènent en arrière.

3° *Appareils à pression antérieure.* — L'appareil est formé par un double bandeau de métal dont l'un placé en arrière de l'arcade dentaire est appliqué sur le palais et à la face interne des dents latérales; l'autre antérieur circonscrit exactement l'arcade. Des liens transversaux relient les deux bandeaux : ces liens seront en métal lorsqu'il y a un vide entre les dents, ils seront en caoutchouc au cas contraire. Le bandeau antérieur porte en regard des dents déviées des chevilles en bois, qui sont renouvelées de temps en temps, et qui ont pour but d'exercer une action à peu près continue.

Cet appareil ne gêne pas le malade, qui peut le conserver même la nuit. On l'ôte seulement au moment du repas.

La durée du traitement varie suivant le degré de la

lésion, la fréquence du renouvellement des chevilles et le soin qu'on apporte à l'exécution de ce traitement.

La réduction étant obtenue, il est nécessaire de conserver pendant quelque temps encore un appareil dit de maintien.

ANTISEPSIE BUCCALE (1).

Vallin.

Antisepsie de la bouche et de la gorge en temps d'épidémie. — La bouche est la porte d'entrée et le foyer du culture de presque tous les germes morbides qui existent dans l'air. Il est difficile que ces germes pénètrent directement dans les ramifications bronchiques; on les y trouve cependant, mais exceptionnellement, presque tous sont arrêtés par la boutonnière étroite du larynx, et, bien avant le larynx, par les mucosités qui tapissent les fosses nasales, la bouche, les amygdales et le pharynx. Un grand nombre de ces germes sont avalés avec la salive et détruits par les sucs gastriques, quand on est bien portant; parfois cependant l'infection de l'économie a lieu par les voies digestives, mais souvent ils trouvent dans la bouche elle-même, surtout quand elle est mal soignée, à la fois un milieu de culture et une étuve à incubation. Ils y pullulent, attendant une porte d'entrée directe ou une diminution de résistance, locale ou générale, de l'organisme pour envahir l'organe affaibli.

Le nombre de ces organismes pathogènes trouvés dans la bouche, sur les amygdales et dans les fosses nasales de sujets sains, est aujourd'hui considérable: tant que l'organisme offre une *résistance suffisante*, la santé reste bonne; mais survienne une amygdalite,

(1) Voyez aussi *Hygiène buccale*, p. 166, et *Dentifrices*, p. 100.

une angine, une bronchite, une pneumonie, celle-ci
peut devenir infectieuse et promptement mortelle, de
la même façon que les poussières suspectes avec lesquelles le corps est depuis longtemps en contact journalier font naître un érysipèle ou même la septicémie,
à l'occasion d'une simple écorchure.

Ce qui fait la gravité et la perniciosité de la grippe
épidémique, c'est que des affections tout d'abord très
légères en apparence, et particulièrement des angines,
des coryzas, des bronchites simples, se compliquent
tout à coup de suppurations viscérales à marche
foudroyante. Il n'est pas impossible que, dans un assez grand nombre de ces cas, la bouche soit le point
de départ de l'infection mortelle.

Le rôle de ces infections secondaires d'origine
buccale, au cours de maladies déjà graves par elles-
mêmes (fièvre typhoïde, pneumonie, pleurésie aiguë)
est certainement considérable, et la question mérite
de sérieuses recherches. Mais que cette infection soit
secondaire ou primitive, l'indication prophylactique est
la même : il faut pratiquer l'antisepsie des fosses na·
sales, de la bouche et du fond de la gorge dans tous
leurs replis, à l'aide de *lavages répétés et prolongés*.

Ces lavages peuvent être faits avec de l'eau additionnée de teintures aromatiques où prédominent les
essences de cannelle, de citron, de badiane, etc., dont
M. Chamberland et MM. Cadéac et Meunier ont démontré les propriétés antiseptiques; il faudrait y
ajouter du naphtol, du salol, de l'acide phénique, qui ne
sont ni toxiques ni capables d'altérer l'émail des dents.

Pour les fosses nasales, rien n'est supérieur à la solution d'acide borique à 3 pour 100, aspirée de manière
à pénétrer jusque dans le pharynx nasal; elle sup·
prime constamment la période de suppuration, si ré-
pugnante, de tout coryza.

Il est évident que, pour être efficaces, de tels lavages (sous forme de gargarisme, de rinçage, etc.) doivent être répétés plusieurs fois par jour, de préférence avec des liquides chauds et être assez prolongés pour que le contact avec les enduits suspects dure cinq minutes et au delà. Si ces soins ne peuvent être pris tous les jours et rigoureusement par les personnes bien portantes, particulièrement au réveil et le soir en se couchant, ce qui est cependant facile, au moins s'imposent-ils dès la première apparition des manifestations de la grippe, en particulier coryza, angine, bronchite.

Dujardin-Beaumetz.

Prescrire :

Eau distillée	1 litre
Acide borique	25 gr.
— phénique	1 —
Thymol	25 centigr.

Garder cette solution dans la bouche pendant une minute; cela suffit pour assurer une bonne antisepsie de la bouche.

On peut encore prescrire les gargarismes suivants :

N° 1. Acide borique	25 gr.
Phénol cristallisé	1 —
Thymol	0 — 25
Eau distillée	1 litre

N° 2. Acide salicylique	1 gr.
Glycérine	100 —
Eau distillée de menthe	150 —

Faire dissoudre à chaud l'acide salicylique dans la glycérine; ajouter l'eau de menthe.

Siredey.

Antisepsie buccale des rougeoleux. — Employer la solution suivante :

Thymol.	15 centigr.
Acide phénique.	5 gr.
Eau distillée	1000 —

Cette solution sert à remplacer les solutions de sublimé ou de permanganate de potasse.

Chaput.

Antisepsie préopératoire de la bouche. — Il faut d'abord extraire les chicots, soigner les dents malades, ruginer les dents incrustées de tartre, et s'il existe de la gingivite, faire chaque jour des attouchements à la teinture d'iode pure sur les gencives fongueuses.

On doit encore recommander au malade de se laver la bouche au permanganate de potasse à 1/1000, quatre fois par jour, dans la semaine qui précède l'opération, et toutes les heures la veille de l'opération.

On défendra au malade le tabac, l'alcool, les mets épicés, qui provoquent l'inflammation de la bouche.

Le Gendre.

Antisepsie buccale dans les fièvres. — Deux fois par jour, pratiquer un lavage soigneux de la bouche et nettoyer les dents avec une solution alcaline, telle que l'eau de Vichy additionnée de glycérine.

Hartmann.

Antisepsie de la bouche chez les enfants. —

Voici deux formules de pastilles contenant un antiseptique sans danger et que les enfants, même très jeunes, sucent volontiers :

N° 1. Sucre blanc .... 200 gr.
     Thymol .... 20 centigr.
     Alcool de vin absolu .... 2 gr.
     Essence de menthe poivrée ..... 1 —

Ajouter le jus d'un citron.
Pour pastilles n° 200.

N° 2. Sucre blanc .... 200 gr.
     Saccharine .... 30 centigr.
     Thymol .... 20 —
     Alcool de vin absolu .... 2 gr.
     Essence de menthe poivrée....... 1 —

Ajouter le jus d'un citron.
Pour pastilles n° 200.
Le nombre des pastilles à prescrire sera réglé sur l'âge de l'enfant.

Viau.

Après chaque repas, gargarismes avec :

N° 1. Permanganate de potasse........ 30 centigr.
     Eau distillée................. 30 gr.

V à VIII gouttes dans un verre d'eau.

N° 2. Infusion de sauge.............. 250 gr.
     Glycérine pure................ 30 —
     Teinture de myrrhe...........⎫ aā 12 —
     — de lavande........⎭
     Liqueur de Labarraque.......... 30 —

Dubois.

Antisepsie buccale. — Prescrire une solution antiseptique :

Acide thymique....................	1 à 2 gr.
Alcool............................	30 —
Eau distillée....................	500 —

Antisepsie dentaire. — Employer pour les pansements antiseptiques :

Iodoforme......................	1 gr.
Menthol.......................	0 — 5
Essence de lavande............	1 goutte

Mêler.

Faire des pansements à demeure dans les canaux radiculaires avec la solution antiseptique suivante :

Chlorure de zinc.................	1 gr.
Alcool......	5 —
Essence de cannelle de Chine....	1 —
Eau distillée....................	25 —

Recouvrir de gutta-percha.

APHTES.

J. Comby.

Aphtes de Bednar. — Cette variété d'aphtes qui siège à la voûte palatine n'a aucun rapport avec la stomatite aphteuse.

TRAITEMENT LOCAL. — Attouchements des ulcérations avec :

Chlorate de chaux ou Borax......	5 gr.
Eau distillée...................	100 —

LEFERT. — Maladies de la bouche. 5

ATRÉSIE BUCCALE.

A. Broca.

Atrésie simple. — Exciser, à chaque commissure et symétriquement, un fragment de peau triangulaire à sommet externe.

Incision en bissectrice de la muqueuse de ce triangle et suture de cette muqueuse à la peau.

Atrésie avec perte de substance et adhérences. — On traitera d'abord la constriction des mâchoires, qui est inévitable, et, pour empêcher la reproduction des adhérences divisées, on aura recours aux autoplasties à lambeaux muqueux ou cutanés.

BEC-DE-LIÈVRE.

S. Duplay.

Bec-de-lièvre compliqué. — Après avoir avivé les bords de la solution de continuité osseuse, fracturer le maxillaire supérieur à son union avec l'os incisif, puis refouler en arrière ce dernier os ainsi mobilisé.

La saillie de l'os incisif ayant disparu, il devient alors facile de pratiquer, comme à l'ordinaire, la suture de la fente labiale.

Lannelongue.

En présence d'un bec-de-lièvre, chez un nouveau-né, on attendra pour faire l'opération que l'enfant ait atteint trois mois au moins. Choisir cette époque, chaque fois qu'on le peut : elle est préférable à tout autre, comme ménageant mieux l'intérêt de l'enfant.

I. MANUEL OPÉRATOIRE. — 1° *Avivement*. — Pratiquer l'avivement sur le bord externe de la fissure, qui est généralement plus atrophié et plus irrégulier. Avec de très petits ciseaux courbes (ciseaux à yeux), enlever à petits coups et très superficiellement de minces lambeaux du bourrelet muqueux : cette façon de procéder est très importante; elle est désignée sous le nom d'*avivement épidermique*.

Pour avoir toute chance de succès, il faut avoir soin de ménager de larges surfaces cruentées, les empruntant surtout à la face interne du bourrelet et rasant seulement en avant sa limite cutanée.

Enfin il faut aviver le plus loin possible, jusqu'au voisinage de la commissure.

2° *Taille du lambeau*. — Détacher le lambeau avec le bistouri par transfixion et de bas en haut. Le point délicat est de veiller ici à ce que le lambeau soit assez long, assez fort et à ce qu'il ne soit jamais terminé en pointe : on doit finir en arrondissant autant que possible. En terminant ensuite l'avivement jusqu'à rencontre avec l'autre côté, on aura soin au contraire que le sommet du V soit très pointu.

L'opération bien faite par ce procédé ne doit pas faire perdre à l'enfant plus d'une cuillerée de sang. Il peut arriver, au moment de la taille du lambeau, qu'une artériole ou deux soient intéressées : il suffit alors d'avoir à sa disposition des pinces hémostatiques : dans le reste de l'opération, on n'observe jamais à la surface des bords qu'un suintement insignifiant.

3° *Suture*. — Il ne faut jamais commencer ce temps sans avoir déjà mis plusieurs fois les surfaces cruentées en présence et constaté qu'elles se correspondent bien, à la fois dans leur hauteur et dans leur épaisseur. Ce n'est qu'après avoir ainsi soigneusement essayé son lambeau qu'on doit se décider à placer son premier point de suture. Une aiguille assez fine armée de son fil d'argent est enfoncée à un demi-centimètre environ du bord avivé, du côté opposé au petit lambeau et dans un point correspondant à la base de ce dernier, on la dirige de dehors en dedans, en ayant soin de faire ressortir sa pointe très près de la muqueuse (à 1 millim. environ) ; il ne reste plus alors qu'à lui faire parcourir un chemin analogue, mais en sens inverse, dans l'épaisseur de la lèvre opposée.

On place ainsi deux ou trois fils, suivant l'étendue de la division : si la scissure est étendue, il faut toujours en mettre un très haut, au voisinage de la sous-cloison. Par surcroît de précautions, attendre que tous les fils soient placés, puis les fixer par la torsion avec les doigts, comme on le fait généralement aujourd'hui.

Quand le chirurgien juge que les parties sont suffisamment maintenues, il s'occupe alors du petit lambeau qu'il suture avec des fils de soie : ceux-ci ne sont plus destinés, comme les fils précédents, à réunir solidement, mais uniquement à assurer le contact intime des parties saignantes. On en place ainsi deux ou trois ou davantage suivant le cas, non seulement en avant, mais aussi en arrière sur la muqueuse : il en faut toujours un pour l'extrémité du petit lambeau, et il est souvent utile d'en placer également dans l'intervalle des autres sutures.

On pourra trouver ces détails un peu minutieux, mais tel ne sera pas l'avis des hommes familiarisés avec la pratique des réunions et des sutures de la face. Le succès d'une semblable opération est au prix de ces menus détails.

II. Soins consécutifs. — Placer au devant de la lèvre, comme simple pansement, un petit carré de protective, plus une bandelette étroite et longue en tarlatane phéniquée, que l'on a pliée en plusieurs doubles, et qu'on noue derrière la tête. Les autres bandages plus ou moins compliqués, conseillés dans le but d'aider la suture et surtout les agglutinatifs, ne peuvent qu'irriter la plaie et exciter les cris, ce qu'il faut éviter.

Pour prévenir les tiraillements, on avertira seulement la mère d'appliquer l'extrémité des doigts sur les joues et de les repousser en avant chaque fois que l'enfant voudra rire ou pleurer.

On conseillera une nourriture légère (bouillons et potages clairs), si l'enfant est sevré ; chez les nouveaunés, on donnera le biberon ou le sein, dès le premier jour.

De même, si le mouvement fébrile n'est pas trop accusé (ce qui arrive rarement), il faudra lever le petit opéré dès le lendemain, le promener même, en un mot, chercher à le distraire sans toutefois exciter ses cris.

Quant à la question de l'enlèvement des sutures, il est difficile d'établir ici une règle fixe ; généralement les fils de soie seront enlevés de trente-six à quarante-huit heures après l'opération, les fils d'argent plus tard, à partir du troisième jour. On les retirera successivement, à un ou plusieurs jours d'intervalle, en commençant par le fil supérieur et réservant toujours celui du petit lambeau pour la fin.

Le Dentu.

Ne pas opérer les becs-de-lièvre très compliqués, avant que l'enfant offre une résistance suffisante (18 mois à 2 ans). La restauration de la voûte palatine n'offre pas de danger, à partir de 5 à 6 ans.

De Saint-Germain.

Le moment le plus rapproché de la naissance ne favorise pas la réunion plus rapide, ni l'adhésion plus complète.

On peut opérer dès les premiers jours, si l'on prend soin de faire avec les pinces l'hémostase préventive.

A. Broca.

Bec-de-lièvre simple. — Le bec-de-lièvre sans division osseuse est du ressort exclusif de la chirurgie.

I. INDICATIONS. — Il doit être opéré dès les premiers mois (de trois à six mois). Si l'enfant n'est pas vigoureux, on fera mieux d'attendre jusqu'à un an ou dix-huit mois.

L'opération labiale favorise le rapprochement des bords palatins.

II. MANUEL OPÉRATOIRE. — Il consiste dans l'avivement des lèvres de la division, le rapprochement par la suture, après avoir pratiqué les libérations nécessaires pour que l'affrontement se fasse sans tension.

Bec-de-lièvre complexe. — La division palatine sera tout d'abord laissée de côté et réservée pour une opération ultérieure. Du reste, les *palatoplasties* quelque peu compliquées, se font en plusieurs fois et à des intervalles plus ou moins éloignés.

Quand l'opération ne porte que sur le voile du palais, elle est dite *staphylorraphie*, et *uranoplastie* ou *urano-staphylorraphie* quand les lambeaux sont empruntés au périoste et aux os voisins (os palatin, os maxillaires et même vomer), opération de Lannelongue.

BIFIDITÉ DE LA LANGUE.

A. Broca.

Pratiquer l'avivement des deux bords de la fissure médiane et suturer.

CALCULS DE L'AMYGDALE.

Terrillon.

Un calcul de la grosseur d'une noisette peut déterminer des symptômes qui font croire à un cancer de l'amygdale.

L'exploration de la tumeur avec le doigt fait sentir un corps dur qu'avec le stylet et un bon éclairage, on reconnaît pour un calcul.

Faire l'extraction sans difficulté à l'aide de pinces, après avoir débridé la loge amygdalienne dans laquelle il était contenu.

CALCULS SALIVAIRES.

Le Dentu.

Calculs de la glande sous-maxillaire. — Le traitement consiste dans l'ablation des calculs par la voie buccale.

On place un bâillon du côté opposé à celui qui est atteint et on amène la glande latéralement, à l'aide d'une pince à langue.

Une incision superficielle conduit sur les calculs occupant le canal; s'ils siègent dans la glande, cette incision doit être plus profonde.

Lorsque la glande est très altérée par l'inflammation chronique, il est indiqué d'en faire l'extirpation; cette extirpation ne peut être effectuée convenablement que par la région sus-hyoïdienne; il n'y a pas à craindre de fistule consécutive.

S. Duplay.

Calculs de la glande sous-maxillaire. — Si le

calcul siégeait dans la glande elle-même, et qu'on dût opérer par la région sus-hyoïdienne, il faudrait éviter d'inciser la muqueuse buccale, pour ne pas avoir à redouter une fistule persistante.

Tillaux.

Calculs du canal de Warthon. — Incision sur le relief formé par le calcul et extirpation de ce calcul.

Terrier.

Calculs salivaires. — Si la glande est indurée, remplie de calculs, le seul traitement possible est l'extirpation de l'organe.

Kirmisson.

Calculs salivaires. — Pratiquer l'extraction des calculs, à travers l'orifice normal du conduit, si la chose est possible ; si non, la pratiquer à l'aide de débridements.

CANCER DE L'AMYGDALE.

Verneuil.

Dans les cas de cancer amygdalien ayant envahi l'amygdale, le voile du palais, la paroi pharyngienne et surtout la base de la langue, l'ablation doit être décidée.

I. MANUEL OPÉRATOIRE. — 1° Faire une incision, allant de la commissure au bord inférieur du maxillaire, prolongée le long de ce bord jusqu'à la branche montante de l'os.

2° Dissection du lambeau, en respectant provisoirement la muqueuse buccale, afin d'empêcher le sang de retomber dans la bouche. — Le lambeau est relevé en haut.

3° Ablation des ganglions et de la glande sous-maxillaire.

4° Ligature de la carotide externe. Cette ligature, quoique difficile, est possible et permet de continuer l'opération pour ainsi dire à blanc.

5° Section de la muqueuse adhérente au maxillaire et renversement de cette muqueuse en haut, ce qui laisse voir nettement la tumeur.

6° Dissection au thermo-cautère des adhérences palatines et pharyngiennes. La tumeur se présente alors sous forme d'une masse pédiculée, dont le pédicule se confond avec la base de la langue. Afin d'enlever complètement la tumeur, il faut recourir à la voie sus-hyoïdienne, après avoir extirpé par la bouche la plus grande partie du néoplasme.

II. Soins consécutifs. — Pansements et lavages antiseptiques au chloral.

III. Suites. — Suites bénignes. Pas d'inflammation, ce qui semble devoir être attribué à l'influence antiphlogistique de la ligature de la carotide, influence connue depuis longtemps et utilisée avant la méthode antiseptique.

CANCER DE LA BOUCHE.

Dujardin-Beaumetz.

Traitement palliatif. — Il a pour but de calmer les douleurs, d'arrêter les hémorragies et de faciliter la déglutition.

Il consiste à prescrire des calmants à l'intérieur :

Sirop d'opium . . . . 10 à 30 gr.
— de laurier-cerise. . . . . 20 —
Eau distillée de tilleul . . . . 120 —

Mêler. — Par cuillerées, toutes les heures.

Prengrueber.

Si le cancer de la bouche occupe la plus grande partie de la langue, tout le plancher de la bouche et une grande étendue du maxillaire inférieur, pratiquer l'opération suivante :

1° Longue incision parallèle au bord inférieur du maxillaire et dissection d'un lambeau comprenant toute la lèvre inférieure et une partie de la joue.

2° Section à la scie de l'os en deux endroits, à gauche à 1 centimètre en avant de la branche montante, à droite sur la branche elle-même.

3° Dissection de la lèvre inférieure de l'incision pour former un lambeau avec la peau de la région sus-hyoïdienne. Mise à nu des ganglions et des glandes sous-maxillaires.

4° Section de la tumeur, en assurant l'hémostase à l'aide de pinces courbes de Péan, placées en travers de la langue, en arrière de la tumeur.

5° Suture des lambeaux cutanés sauf à leurs extrémités, pour laisser passer les pinces hémostatiques restées en place.

La guérison s'obtient dans d'excellentes conditions.

CANCER DE LA LANGUE.

Verneuil.

I. TRAITEMENT MÉDICAL. — On ne doit pas s'attarder aux traitements anodins, tels que l'emploi du chlorate de potasse et de l'iodure de potassium.

III. **TRAITEMENT CHIRURGICAL.** — L'intervention doit être précoce.

L'ablation de la tumeur est indiquée. Il faut agir largement et enlever, non seulement la tumeur et les ganglions engorgés ou suspects, mais les tissus intermédiaires contenant les lymphatiques qui se rendent aux ganglions.

Th. Anger.

I. **TRAITEMENT PALLIATIF.** — 1° *Contre la douleur.* — Prescrire les opiacés, l'injection de morphine, le chloral.

La section du nerf lingual est une opération difficile, qui ne donne que des résultats passagers.

2° *Contre les hémorragies.* — Dans les cas d'hémorragies légères, hémorragies produites journellement par les mouvements de digestion, les efforts de parole, il suffit pour les arrêter d'un morceau de glace, ou d'amadou, parfois le tamponnement de l'ulcère avec de la charpie imbibée de perchlorure de fer.

Dans les cas d'hémorragies abondantes, succédant à l'ulcération d'une artère importante, de la canine, de la linguale, de la carotide, la compression de la carotide peut être tentée par le malade ou les assistants.

Mais souvent les efforts sont impuissants et le malade peut succomber avant l'arrivée du chirurgien. C'est dans ces conditions que se pose la question de la ligature préventive, moyen que nous étudierons avec les méthodes du traitement curatif.

3° *Contre l'asphyxie.* — C'est une complication redoutable du cancer de la langue ; elle peut fournir l'indication de la trachéotomie.

4° *Inanition.* — Avoir recours à la sonde œsophagienne pour l'introduction des aliments.

II. **TRAITEMENT CURATIF.** — 1° *Indications.* — Nejeter toute opération qui n'aurait pas pour résultat certain l'ablation complète, non seulement de la production morbide, mais encore des parties saines environnantes.

Le cancer de la pointe permet seul après extirpation de réunir les bords de la plaie, double avantage au point de vue de la facilité de la guérison et comme moyen préventif des hémorragies.

Tant que l'épithélioma n'a pas dépassé les limites de la langue, pour s'irradier vers le plancher de la bouche ou les piliers du voile du palais, l'extirpation est possible.

L'extension au pharynx et aux amygdales est une contre-indication formelle.

L'injection ganglionnaire est également une contre-indication absolue.

2° *Méthodes opératoires.* — L'*excision simple* par les divers procédés de Louis, de Boyer, expose plus que toute autre opération à l'hémorragie. Elle n'est guère applicable qu'aux cancers superficiels peu étendus, de la moitié antérieure de la langue et aux cancers profonds de la pointe, pourvu qu'il y ait possibilité au chirurgien de lier les vaisseaux.

Elle doit être rejetée, quand il s'agit d'un cancer interstitiel ou d'une tumeur superficielle de la moitié postérieure.

L'*excision combinée au fer rouge* supplée en partie aux lacunes de l'opération précédente. Toutefois elle ne convient guère que quand la tumeur est limitée au tiers antérieur de la langue.

La *ligature des deux linguales*, proposée par Mirault d'Angers, peut être conseillée comme un pis-aller dans les cas où aucune autre méthode ne semblerait rationnellement applicable, ou bien, lorsque le cancer est tout à fait au début et que, sans rien faire perdre au malade, on peut tenter l'atrophie du cancer par ce procédé, en se tenant toujours prêt à faire une opération plus radicale.

En dehors de ces deux cas, la ligature des deux linguales est inutile et dangereuse.

Toutes les fois qu'on a l'espoir de faire une guérison complète, il faut tenter une opération plus radicale, par les *méthodes composées*, c'est-à-dire celles dans lesquelles on commence par créer au moyen d'une opération préliminaire une voie plus large aux instruments.

De ces méthodes, les unes ne touchent qu'aux parties molles limitant la cavité buccale, les autres comprennent la section du maxillaire inférieur. Le meilleur procédé est celui de Roux modifié par Sédillot.

P. Reclus.

Cancer récent bien limité. — Il faut intervenir : il y a des chances de succès et moins de danger de récidives.

Cancer dont les lésions s'étendent jusqu'au pilier antérieur. — S'abstenir, à moins de circonstances exceptionnellement sérieuses et de complications qui « forcent la main » du chirurgien. La récidive n'en est pas moins toujours une éventualité menaçante. C'est ici, plus qu'ailleurs encore, le moment de répéter : « La chirurgie du cancer n'est jamais une chirurgie triomphale. »

Quenu.

Le danger de la récidive ne tient pas tant à l'extension locale plus ou moins étendue de la tumeur qu'à la propagation de l'infection aux ganglions éloignés.

Chaput.

I. TRAITEMENT MÉDICAL. — Les iodures, le mercure ou les caustiques ne donnent aucun résultat.

II. TRAITEMENT CHIRURGICAL. — Opérer le plus tôt possible.

Si la tumeur est petite, faire une ablation large par la voie buccale.

Si la tumeur est étendue et s'accompagne d'engorgements ganglionnaires, l'attaquer par la voie sushyoïdienne. Enlever d'abord la glande et les ganglions sous-maxillaires, puis la partie de la langue malade ; ier les artères au fur et à mesure de leur ouverture.

CANCER DE LA PAROTIDE.

Kirmisson.

L'abstention est préférable à l'extirpation, forcément incomplète, du cancer adhérent aux parties voisines. Se borner à un traitement palliatif.

CARIE DENTAIRE.

Magitot.

Appliquer le topique suivant, imprégné dans du coton :

Laudanum de Sydenham	2 gr.
Chloroforme	} āā 2 —
Créosote	
Teinture de benjoin	10 —

Si la carie dentaire est douloureuse, généralisée,

faire garder dans la bouche, pendant quelques minutes, la mixture calmante suivante :

Teinture d'arnica. . . . .   20 gr.
Laudanum de Sydenham . . . .   1 —
Eau distillée. . . . .   300 —

Dans les convalescences, quand la carie est imminente, prescrire une poudre dentifrice alcaline :

Charbon végétal lavé. . . . .   20 gr.
Carbonate de chaux. . . . .   20 —
Quinquina rouge pulvérisé. . . . . . .   12 —
Magnésie calcinée. . . . .   16 —
Essence de menthe . . . .   X gouttes

Carie du troisième degré. — Dans les cas où l'application d'un caustique liquide sera indiquée, employer :

Chlorure de zinc déliquescent, }
    —   d'antimoine (solution }   P. É.
saturée). . . . .   }

Carie du quatrième degré. — Pratiquer une perforation allant de la gencive à la cavité pulpaire, ou encore laisser dans l'épaisseur de l'obturation un drain fait à l'aide d'une sonde laissée en place pendant le foulage de la matière obturatrice.

Poinsot.

Carie du premier et du second degré. — Si la dentine est insensible, prescrire une mixture odontalgique au salol :

Alcool absolu. . . . .   20 gr.
Salol.   1 —
Benjoin vanille . . . .   2 —

En pansement sur une boulette de coton.

Quand la dentine est sensible, laver au préalable à l'aide d'une seringue et d'une solution à 5 pour 100 de bicarbonate de soude, puis sécher avec l'air chaud.

Carie du troisième degré. — Lorsque la pulpe est exposée, il faut :

1° Laver et sécher la cavité, comme précédemment ;

2° Appliquer un petit cristal d'acide phénique, le laisser fondre.

Après quatre ou cinq minutes, faire un nouveau séchage.

Ensuite élargir la cavité.

Mettre, au fond de la cavité, une boulette de coton, imprégnée du mélange suivant :

Acide phénique	10 gr.
Glycérine.	0 — 50

Saupoudrer d'acide arsénieux porphyrisé.

Enfin, recouvrir ce pansement d'une boulette de coton, trempée dans le mélange suivant :

Alcool absolu	10 gr.
Chloroforme	5 —
Salol.	2 —
Mastic en larmes	2 —

Ce pansement ne doit demeurer que de six à douze heures, vingt-quatre au plus.

Après destruction de la pulpe par le pansement arsenical, avoir bien soin de retirer tous les tissus mortifiés.

Pour cela, il est souvent nécessaire, pour achever de détruire la sensibilité de l'extrémité des canaux radiculaires, de bien saturer la chambre alvéolaire à l'aide de petites mèches de coton imprégnées du mélange suivant :

Éther, ou Chloroforme, ou Chloral .	5 gr.
Cocaïne.	0 — 50

On introduit ces mèches à l'aide de fines aiguilles d'acier flexible jusque dans les canaux dentaires.

Carie infectieuse du quatrième degré. — Après avoir fait des lavages alcalins à jet puissant, puis à l'alcool absolu, on exécute les pansements dans les canaux à l'aide de petites mèches chargées de mixtures odontalgiques antiseptiques.

N° 1. Acide phénique cristallisé neigeux . 5 gr.
    Salol. . . . . 5 —
    Iodoforme . . . . 0 — 10
    Glycérine. . . . . 0 — 50

Fondre à la chaleur et conserver à l'abri de la lumière, dans un vase enfumé.

N° 2. Camphre. . . . . 5 gr.
    Hydrate de chloral. . . . . 5 —
    Iodoforme . . . . 0 — 10

Triturer, pour amener à consistance de pâte semifluide, que l'on place dans un vase enfumé, dont le fond a été recouvert d'une couche mince de bicarbonate de soude.

Les premiers pansements devront être placés peu serrés. Ils seront renouvelés, tant que les cotons ne seront pas retirés secs et sans odeur putride.

Une fois ces résultats obtenus, on pourra procéder à l'obturation temporaire, à l'aide des mastics dentaires à la gutta :

N° 1. Gutta-percha pure . . . . 30 gr.
    Oxyde de zinc . . . . 60 —
    Verre soluble. . . . . 10 —

N° 2. Gutta-percha pure. . . . . 30 gr.
    Oxyde de zinc. . . . . 60 —
    Verre soluble . . . . 10 —
    Iodoforme . . . . 0 — 50

Pour obturer les dents ayant présenté de la carie du quatrième degré, on peut remplacer l'iodoforme par 1 gramme de naphtaline.

Galippe.

PROPHYLAXIE. — 1° Nettoyage quotidien de l'appareil dentaire, à l'aide d'une brosse et d'une poudre dentifrice antiseptique.

2° Lavage obligatoire de la cavité buccale après chaque repas.

3° Choix judicieux des aliments, surtout du pain; préférer le pain noir au pain blanc, à cause de sa dureté et de sa richesse en matières phosphatées, carbonatées et magnésiennes.

Dubois.

Carie du deuxième degré. — Pour atténuer la sensibilité de la dentine, faire une obturation provisoire, avec :

Gutta-percha.	2 gr. 05
Oxyde de zinc	10. —
Nitrate d'argent.	1 —

Mêler.

Carie du troisième degré. — Pour la dévitalisation de la pulpe, employer :

Acide arsénique.	0 gr. 50
Esérine	0 — 20
Cocaïne.	0 — 20
Chloroforme.	Q. S. p. f. pâte demi-solide.

Mêler. — Cette préparation sera maniée avec prudence.

Carie du quatrième degré. — Pour achever la mortification de la pulpe, prescrire la mixture suivante :

Chlorure de zinc	5 gr.
Alcool	5 —
Tannin	2 —

Laisser cette mixture comme pansement à demeure de trois à huit jours après la dévitalisation par le composé arsenic-ésérine. Recouvrir de gutta-percha.

Cette mixture peut également servir pour toucher les fongosités gingivales.

Viau.

Carie du premier degré. — Il n'y a qu'une simple tache de l'émail :

1° Faire l'abrasion de la partie altérée.

2° Hygiène buccale.

Carie du deuxième degré. — C'est la forme qui se présente le plus habituellement au praticien.

Le traitement est délicat, car la sensibilité de la dent est alors extrême.

Pour anesthésier la partie malade, on aura recours à la chaleur ou aux caustiques.

Lorsque les altérations portent sur les couches voisines de la pulpe, il faut proscrire les caustiques.

Il est préférable d'isoler tout simplement la cavité cariée, après excavation soigneuse de la dentine altérée. L'isolateur par excellence est la gutta-percha, qui servira à obturer provisoirement la dent.

N° 1. Gutta-percha	2 gr.	05
Oxyde de zinc	10	—
Nitrate d'argent	1	—
N° 2. Gutta-percha	1 partie	
Chaux vive	2	—

Feldspath finement pulvérisé... } ãã 1 gr.
Quartz ....
Oxyde de zinc..................... 6 —

Contre la sensibilité de la dentine, on peut utiliser les pansements suivants :

N° 1. Vératrine .... 0 gr. 10
Tannin...................... 0 — 35
Glycérine...................... 8 —
Alcool absolu .... 6 —

N° 2. Chlorhydrate de morphine ...... 0 gr. 25
Acide phénique................ 1 —

Carie du troisième degré. — Caractérisée par la dénudation et l'inflammation de la pulpe.

Dans les cas légers, il faut chercher à conserver la pulpe par le coiffage. Dans une petite coiffe métallique en aluminium, placée exactement sur le point dénudé, on mettra un peu de la pâte suivante :

Iodoforme .... 0 gr. 05
Oxyde de zinc................. 5 —
Essence de girofle .... 1 —
Vaseline liquide............... 5 —

On pourrait encore déposer sur la partie dénudée trois couches superposées de :

Collodion phamaceutique........ 30 gr.
Créosote de hêtre .... V gouttes
Huile de ricin................ 2 à 3 gr.
Iodoforme .... 0 — 05

Si les signes de pulpite aiguë sont très accentués, on aura recours aux diverses préparations odontalgiques et à la dévitalisation de la pulpe.

1° Pour calmer les crises odontalgiques, on emploiera :

N° 1. Teinture de pyrèthre............ 5 gr.
Laudanum de Sydenham........ 2 —
Chloroforme................. 1 —

No 2. Essence de menthe.......... } àà 2 gr.
  Résorcine...............
  Chloroforme............ } àà 1 —
  Camphre ....

No 3. Camphre............ } àà 5 parties
  Chloral ....
  Cocaïne............ 1 —

No 4. Camphre pulvérisé........... 5 gr.
  Pyrèthre............ 8 —
  Opium pulvérisé........ 2 —
  Essence de girofle.......... 1 —
  Alcool à 90°............ 100 —

2° *Pour dévitaliser la pulpe, employer* :

No 1. Acide arsénieux............ 1 gr.
  Phénate de cocaïne.......... 0 — 50
  Créosote............ Q. S.

No 2. Acide arsénieux............ 2 gr.
  — phénique............ 2 —
  Chlorhydrate de morphine...... 2 —
  Bichlorure de mercure .... 0 — 50
  Glycérine............ Q. S. p. f.
    une pâte.

Il ne faut pas trop prolonger l'emploi des arsénieux.

Carie du quatrième degré. — Il y a mortification, gangrène et décomposition de la pulpe.

Le seul traitement rationnel consiste à évacuer les matières putrides provenant de la décomposition des matières organiques de la dent, à assainir les canaux et la cavité pulpaire.

Faire des pansements antiseptiques avec :

No 1. Bichlorure de mercure......... 0 gr. 02
  Acide sulfurique............ 0 — 02
  Alcool............ 20 —

No 2. Essence de girofle........... 2 gr.
  Iodoforme............ 0 — 05
  Essence de menthe......... III gouttes

CHANCRE DE L'AMYGDALE.

Alfred Fournier.

Chancre syphilitique induré de l'amygdale. — Le traitement de ce chancre varie suivant les périodes :

1° *Période aiguë.* — Gargarismes émollients répétés et même bains de gorge avec de l'eau de guimauve, additionnée de pavot, d'extrait d'opium au besoin et d'eau boriquée opiacée.

2° *Période subaiguë.* — Gargarismes au chlorate de potasse, et badigeonnages avec le collutoire au borax :

Glycérine	30 gr.
Borax	10 —

3° S'il y a lieu de modifier les surfaces, faire des attouchements avec la teinture d'iode ou la teinture éthérée d'iodoforme.

4° Enfin, en cas d'insuccès, si l'évolution du chancre languit, faire des cautérisations avec le nitrate d'argent.

Du Castel.

Chancre syphilitique de l'amygdale. — La rétrocession du chancre syphilitique de l'amygdale semble souvent se précipiter d'une façon sensible sous l'influence du traitement spécifique.

CHEILOPLASTIE.

Paul Berger.

Les vastes pertes de substance et les destructions presque totales de la lèvre inférieure consécutives à des traumatismes, à des brûlures, au lupus et aux syphilides ulcéreuses étendues et profondes, sont les plus communes.

Plusieurs cas peuvent se présenter :

1o La *muqueuse est conservée*, le tégument cutané seul étant détruit : en ce cas, la muqueuse est retournée, et son bord libre est attiré et fixé plus ou moins bas vers le menton par la rétraction cicatricielle; il existe un véritable ectropion cicatriciel de la lèvre inférieure. Ces cas sont, de tous, les plus favorables à l'autoplastie; la méthode italienne y est particulièrement applicable.

Technique. — On libère le bord libre de la muqueuse par une incision, on le dissèque, on le relève, en ayant soin de relever avec elle les faisceaux de l'orbiculaire qui n'ont pas été détruits. On libère de même les téguments cicatriciels du menton et on poursuit leur dissection et leur libération jusqu'à la région sus-hyoïdienne. Toute la face antérieure de la région mentonnière et de la région labiale inférieure est alors recouverte par un grand lambeau pris au bras, laissé adhérent à son pédicule et fixé par la suture au pourtour de l'avivement. Le pédicule du lambeau est coupé au bout de huit à douze jours : de petites opérations complémentaires sont nécessaires pour dégraisser, façonner et adapter le lambeau, et pour lui donner une forme se rapprochant autant que possible de la forme normale des parties.

Cette opération a donné des résultats physiques et fonctionnels toujours très favorables.

2o La *muqueuse a été détruite en partie* en même temps que la peau, mais une partie du bord libre de la lèvre inférieure subsiste et adhère à la cicatrice.

Technique. — Rechercher, libérer ce qui reste du bord libre; poursuivre au besoin sur les parties de la lèvre intactes l'isolement et la dissection du bord libre, de manière à reconstituer les éléments d'une bordure muqueuse qui puisse circonscrire un orifice buccal un peu réduit de circonférence, mais encore suffisant. Relever ensuite la partie de la cicatrice qui adhère à la mâchoire; en constituer un lambeau dont a base se continue avec la gencive du bord alvéolaire et relever ce lambeau, sa face cicatricielle tournée vers la cavité buccale, de manière à ce qu'il vienne former la face interne de la lèvre inférieure; par son bord libre, on le suture à la lèvre postérieure du pont muqueux qui doit restaurer le bord libre de la lèvre. Pour refaire la face externe cutanée de la lèvre inférieure, on peut appliquer sur la face cruentée du lambeau cicatriciel ainsi relevé, un lambeau emprunté au bras par la méthode italienne, mais souvent aussi on peut se contenter de tailler un lambeau à la région sus-hyoïdienne ou à la région latérale du cou, et en infléchissant légèrement son pédicule, de le rapporter sur la région labiale inférieure qu'il s'agit de recouvrir de peau.

Ce procédé opératoire a donné un magnifique succès dans un cas où il ne restait plus, de la moitié gauche de la lèvre inférieure, que quelques débris du bord libre, le reste ayant été détruit par les ulcérations tertiaires.

3° La *totalité des parties constituant l'une ou l'autre lèvre ont été détruites*; il ne reste ni peau, ni muscles, ni muqueuse, ni bord libre; la lèvre doit être refaite de toutes pièces.

On peut encore, dans les cas de ce genre, surtout quand il s'agit de destruction de la lèvre inférieure, recourir à l'autoplastie italienne. On se sert alors de la cicatrice que l'on relève en enfermant un lambeau adhérent à la gencive pour reconstituer la face postérieure de la lèvre, tandis que sur la face antérieure cruentée de ce lambeau relevé, l'on adapte la face cruentée d'un vaste lambeau emprunté au bras. Celui-ci restaure la face cutanée de la lèvre inférieure.

Lorsque cette méthode n'est pas applicable chez les sujets faibles ou âgés, et quand on manque d'éléments pour refaire le bord libre de la lèvre avec sa forme et son revêtement muqueux, il faut reconstituer la lèvre qui manque au moyen de la peau et de la muqueuse de la joue qu'on réunit avec soin sur les limites de la perte de substance. Quand on a de la sorte ménagé une certaine longueur de peau soigneusement doublée de muqueuse, on détache sur une longueur suffisante un lambeau large d'un ou deux travers de doigt comprenant cette union cutanéo-muqueuse, on l'infléchit de manière à l'amener prendre la place de la lèvre détruite, et on l'y fixe au moyen de nombreux points de suture. La perte de substance de la joue est fermée ensuite par simple rapprochement de ses bords ou par une autoplastie. Au lieu d'un seul lambeau, on peut se servir de deux lambeaux latéraux constitués de la même façon sur chacune des deux joues, lambeaux que l'on réunit sur la ligne miliaire et dont chacun restaure une des moitiés de la lèvre détruite.

CHUTE PRÉMATURÉE DES DENTS SAINES.

Voir *Gingivite expulsive*, page 145.

CONDYLOMES SYPHILITIQUES DE LA LANGUE.

Le Gendre.

I. Traitement local. — Attouchements au nitrate d'argent ou au nitrate acide de mercure.

II. Traitement général. — Médication spécifique énergique.

CONSTRICTION DES MACHOIRES.

Tillaux.

Constriction de la mâchoire inférieure. — Pratiquer la résection d'une partie de l'os.

Premier temps. — Incision sur le bord libre des mâchoires.

Deuxième temps. — Mise à nu de l'os sur les deux faces.

Troisième temps. — Passer une scie à chaîne et retrancher un centimètre et demi à deux centimètres du corps de l'os.

A. Broca.

Constriction articulaire. — Après avoir anesthésié le malade, tenter la mobilisation. Dans le cas d'ankylose vraie, réséquer le condyle ou plus simplement pratiquer l'*ostéotomie* du col du condyle et mobiliser l'articulation. Au besoin, si le jeu donné par cette opération était insuffisant, on y joindrait la résection de l'apophyse coronoïde. Ce mode de procéder est préférable à l'*ostéoclasie*.

Constriction par hypertrophie congénitale de l'apophyse coronoïde. — La résection de l'apophyse est indiquée et donne de bons résultats.

Constriction cicatricielle. — Suivant les cas, on aura recours à l'autoplastie ou à l'établissement d'une pseudarthrose au devant des brides.

L'autoplastie est préférable toutes les fois que cela est possible. Elle consiste à sectionner toutes les masses cicatricielles, puis à combler la brèche avec un lambeau épidermisé sur les faces, ce qui peut s'obtenir, en faisant glisser la muqueuse à la face profonde d'un lambeau cutané ou bien en adossant deux lambeaux par leur face cruentée.

CONVULSIONS CAUSÉES PAR LES DENTS.

Jules Simon.

Prescrire aux enfants auxquels on ne peut rien faire avaler un lavement ainsi formulé :

Musc	0 gr. 20
Camphre	1 —
Hydrate de chloral	0 gr. 30 à 0 — 50
Jaune d'œuf	N° 1
Eau distillée	150 gr.

Pour un lavement, qu'on donne après un lavement simple.

CREVASSES DES LÈVRES.

J. Comby.

Faire des onctions avec :

N° 1.	Glycérolé d'amidon	50 gr.
	Tannin	10 —
	Essence de menthe	X gouttes
N° 2.	Eau de roses	120 gr.
	Glycérine	30 —
	Biborate de soude	3 —

DENTIFRICES.

Magitot.

Les dentifrices doivent remplir certaines conditions, aussi le choix doit-il varier suivant les circonstances.

D'une manière générale tout dentifrice doit contenir trois substances susceptibles de former un mélange homogène.

Ce sont :

1º Une substance active à réaction définie, capable de neutraliser la réaction dominante du milieu buccal.

2º Une substance inerte servant de véhicule.

3º Une substance aromatique, destinée à masquer la saveur ou l'odeur des parties constituantes.

Au point de vue de la constitution physique, les dentifrices sont *pulvérulents, liquides,* ou *mous.*

Les *dentifrices pulvérulents* doivent être impalpables, sans quoi ils déterminent l'usure de l'émail et sont un danger pour les dents.

Les *dentifrices liquides* se prêtent davantage aux besoins de l'hygiène buccale.

Les *dentifrices mous,* qui contiennent du miel, doivent être absolument rejetés. Les savons dentifrices à réaction alcaline ont une saveur désagréable, difficile à masquer.

Au point de vue de leur composition et de leurs indications, on distingue : les dentifrices *neutres, alcalins, acides, astringents, antiputrides et antiseptiques.*

Dentifrices neutres. — INDICATIONS. — Salive légèrement alcaline.

Absence de dents cariées ou de tartre.

Dentifrices alcalins. — INDICATIONS. — Salive acide ou neutre.

Caries nombreuses; absence de tartre; mucosités blanchâtres le long du bord des gencives et sur les dents.

Muqueuse saine ou plus ou moins enflammée.

1° *Poudres dentifrices alcalines.* — Prescrire :

Charbon lavé et porphyrisé	20 gr.
Carbonate de chaux pulvérisé	20 —
Quinquina rouge pulvérisé	12 —
Magnésie calcinée.	16 —
Essence de menthe	X gouttes

2° *Savons dentifrices alcalins.* — Prescrire :

N° 1. Savon de magnésie.	10 gr.
Carbonate de chaux précipité	9 —
Essence de roses	X gouttes.
— de menthe anglaise.	X —
— de lavande.	1 —
Carmin	0 gr. 10

N° 2. Savon de magnésie.	10 gr.
Carbonate de chaux précipité	8 —
Savon médicinal pulvérisé.	1 —
Essence de roses.	{ ãã X gouttes
— de menthe anglaise.	
— de lavande.	1 gr.
Carmin.	0 — 10

N° 3. Beurre de cacao	12 gr.
Carbonate de chaux.	20 —
— de magnésie	25 —
Savon de potasse.	20 —
Essence.	1 — 75

Dentifrices acides. — INDICATONS. — Milieu buccal fortement alcalin.

Dépôts de tartre, absence de dents cariées.

6.

Muqueuse normale.

Surveiller l'emploi de ces dentifrices.

Dentifrices astringents. — INDICATIONS. -- État morbide des gencives.

Le chlorate de potasse est dans ce cas le meilleur agent.

Dentifrices antiputrides. — INDICATIONS. — Fétidité de la bouche.

Dentifrices à base de permanganate de potasse, acide phénique, salicylique, thymique (1).

Dentifrice antiseptique.—Prescrire l'élixir suivant:

Eau distillée	500 gr.
Thymol. ,	0 — 50
Borax	1 —

M. s. a. — Quelques gouttes dans un peu d'eau tiède, pour brosser les dents et laver la bouche, matin et soir.

Dujardin-Beaumetz.

Prescrire :

Acide borique	25 gr.
— phénique.	1 —
Thymol	0 — 25
Eau distillée	1 litre
Essence de menthe.	XX gouttes.
Teinture d'anis.	10 gr.
Cochenille.	Q. S. p.
	colorer.

Constantin Paul.

Élixir dentifrice à la saccharine. — Prescrire :

(1) Voy. *Fétidité de l'haleine*, page 133.

Saccharine	6 gr.
Bicarbonate de soude.	4 —
Alcool à 40°	100 —
Essence de menthe.	XX gouttes
Teinture de cochenille.	Q. S.

Le Gendre.

Poudre dentifrice antiseptique. — Prescrire :

Acide borique finement pulvérisé. .	2 gr. 50
Chlorate de potasse	2 —
Poudre de gaïac.	1 — 50
Craie préparée.	
Carbonate de magnésie préparée	âā 4 —
Essence de roses ou de menthe . .	1 goutte

Poinsot.

Poudres dentifrices. — 1° *Poudre dentifrice neutre.*
— Prescrire :

Carbonate de chaux précipité	30 gr.
Gomme arabique pulvérisée.	20 —
Saponine	1 —
Chlorhydrate de quinine.	10 centigr.
Essence de roses ou de menthe . . .	Q S.

2° *Poudre dentifrice alcaline.* — Prescrire :

Carbonate de chaux précipité.	15 gr.
Magnésie calcinée.	15 —
Gomme arabique	15 —
Bicarbonate de soude. . . . . . . 5 à	10 —
Saponine.	1 —
Chlorhydrate de quinine	40 centigr.
Essence de roses ou de menthe. . .	Q. S.

On peut, dans certains cas, augmenter la dose de bicarbonate de soude de moitié et ajouter :

Cubèbe . . . .   1 gr.

Prescrire comme dentifrice aux goutteux :

Craie précipitée . . . .   10 gr.
Poivre de cubèbe . . . .
Bicarbonate de soude . . . .   } àà 5 —
Essence de menthe . . . .   V gouttes

Mêler.

Opiats dentifrices. — 1° *Opiat dentifrice alcalin.*
— Prescrire :

Magnésie calcinée . . . .   10 gr.
Sucre de lait . . . .   10 —
Bicarbonate de soude . . . .   5 —
Laque carminée . . . .   5 —
Saponine   1
Chlorhydrate de quinine . . . .   40 centigr.
Essence de roses ou de menthe . . . .   Q. S.
Glycérine . . . .   Q. S. p. f.
                                              une pâte.

2° *Opiat dentifrice acide.* — Prescrire :

Crème de tartre . . . .   5 gr.
Laque carminée . . . .   5 —
Corne de cerf calcinée . . . .   10 —
Sucre de lait . . . .   10 —
Saponine . . . .   20 centigr.
Chlorhydrate de quinine . . . .   40 —
Essence de menthe et de roses . . .   Q. S.
Glycérine . . . .   } àà Q. S. p. f.
Miel blanc . . . .   {   une pâte.

Élixirs dentifrices antiseptiques. — Prescrire :

N° 1. Alcool à 90° . . . .   10 litres
Salol . . . .   100 gr.
Iodoforme . . . .   1 —
Benjoin vanille . . . .   50 —

Cresson du Para . . . .   20 gr.
Saponine. . . . .   1 —
Essence de menthe . . . .   60 —
Teinture d'ambre. . . . .   5 —
Grenadine . . . .   1 —

Filtrer après dix jours d'infusion.

N° 2. Alcool à 90° . . . .   25 litres
Essence de menthe. . . . .   150 gr.
   —   de roses. . . . .   12 —
   —   de néroli. . . . .   12 —
Teinture de cannelle de Ceylan .   50 —
   —   de badiane. . . . .   400 —
   —   d'ambre. . . . .   100 —
Benjoin vanille . . . .   100 —
Cresson du Para. . . . .   50 —

Après huit jours, ajouter à froid 1 litre d'eau dans laquelle on aura fait bouillir :

Crème de tartre . . . .   10 gr.
Cochenille . . . .   10 —

Périer.

Élixir dentifrice. — Prescrire :

Salol . . . .   1 gr.
Alcool à 90° . . . .   100 —
Essence de roses . . . .   I goutte
   —   de menthe . . . .   II —
Teinture de cochenille. . . . .   5 gr.

Viau.

Poudres dentifrices. — Prescrire :

N° 1. Craie préparée . . . .   6 gr.
Carbonate de magnésie. . . . . . .   ⎱
Extrait sec de ratanhia . . .   .   ⎰ ââ 3 —

Essence de girofle . . . .)
    — de camomille. . . . . . . } àà VI gouttes
    — de menthe . . . .)

N° 2. Chlorure de chaux . . . . 16 gr.
    Phosphate de chaux. . . . . 30 —
    Poudre de savon . . . . 5 —
    Corail pulvérisé. . . . . 10 —
    Essence de menthe . . . . V gouttes

N° 3. Charbon. . . . . 10 gr.
    Quinquina . . . .)
    Magnésie . . . . } àà 5 —
    Résorcine . . . .)
    Salol. . . . . } àà 1 —
    Essence de menthe . . . . V gouttes

Savon dentifrice. — Prescrire :

Talc de Venise . . . . 120 gr.
Pierre ponce porphyrisée . . . . . . 10 —
Savon médicinal pulvérisé. . . . . . 25 —
Glycérolé d'amidon . . . . 20 —
Glycérine. . . . . 20 —
Essence de menthe. . . . . 2 —
    — de girofle. . . . . 1 —

Pâte dentifrice. — Prescrire :

Chaux . . . .)
Poudre d'iris. . . . . } àà 40 gr.
Savon blanc de Castille . . . . . .)
Borax . . . . } àà 10 —
Miel. . . . .) àâ Q. S. p. f.
Glycérine. . . . .) une pâte molle.

Élixirs dentifrices. — Prescrire :

N° 1. Acide phénique cristallisé . . . . . . 5 gr.
    Teinture d'iode. . . . . 10 —
    Essence de citron . . . . 3 —
    — de menthe. . . . . 5 —
    Alcool à 60°. . . . . 1000 —

N° 2. Teinture de ratanhia . . . .   10 gr.
     Alcoolat de cochléaria. . . . .   50 —
     Thymol. . . . .   0 — 50
     Essence de menthe . . . .   X gouttes

N° 3. Alcool à 90° . . . .   1000 gr.
     Essence de menthe . . . .   6 —
        —   de badiane . . . .   4 —
        —   d'anis . . . .   1 —
        —   de roses . . . .   V gouttes
     Teinture de cochenille. . . . .   } àà 10 gr.
        —   de vanille. . . . . }
     Crème tartrique. . . . .   5 —

N° 4. Essence de menthe. . . . .   10 gr.
        —   d'anis . . . .   } àà 4 —
        —   de badiane . . . .   }
        —   de girofle. . . . .   2 —
        —   de cannelle . . . .   1 —
        —   de roses . . . .   0 — 50
     Teinture d'ambre . . . .   2 —
        —   de vanille. . . . .   10 —
        —   de cochenille. . . . .   25 —
        —   de bois de campêche . . .   2 —
        —   d'iris . . . .   6 —
     Sucre candi pulvérisé. . . . .   10 —
     Alcool à 90° . . . .   1000 —

N° 5. Thymol. . . . .   0 gr.
     Sirop de cochléaria . . . .   } àà 50 —
     Alcoolat de mélisse . . . .   }
     Teinture de ratanhia . . . .   15 —
     Essence de menthe. . . . .   } àà 1 —
        —   de girofle . . . . }

Eaux dentifrices. — Prescrire :

N° 1. Teinture de vanille . . . .   } àà 15 gr.
        —   de pyrèthre . . . . }
     Alcoolat de romarin . . . .   30 —
        —   de roses . . . .   20 —
        —   de menthe. . . . .   10 —
     Teinture de cochenille . . . .   Q. S.

N° 2. Alcoolé de cachou. . . . .   80 gr.
         — de benjoin. . . . .   20 —
     Essence de menthe. . . . .   1 —

Gargarismes antiseptiques. — Prescrire :

     Eau chloralée . . . .   1 litre
     Acide phénique . . . .   0 gr. 25

A employer après chaque repas.

Frey.

Eaux dentifrices. — Elles se composent d'essences aromatiques et d'alcoolats, auxquels on ajoute des substances antiseptiques et astringentes. Elles doivent être en même temps agréables au goût, aromatiques et antiseptiques. La formule suivante remplit ces indications :

     Acide phénique . . . .   10 gr.
     Salol. . . . .   5 —
     Acide thymique. . . . .   1 —
     Essence de menthe . . . .   4 —
     Teinture de badiane. . . . .   250 —
         — de cochenille. . . . .   Q. S.

   F. s. a.

Poudre dentifrice. — Voici une poudre dentifrice, qui ne gratte pas trop les dents et dont la base est alcaline :

     Bicarbonate de soude. . . . .   10 gr.
     Magnésie calcinée . . . .   } àà 25 —
     Craie préparée. . . . .   }
     Salol. . . . .   6 —
     Acide thymique. . . . .   0 — 50
     Saccharine. . . . .   1 —
     Essence de menthe . . . .   } Q. S.
     Carmin. . . . .   }

DENTITION (ACCIDENTS DE LA).

E. Besnier.

Si la dentition est laborieuse et s'accompagne de dermatite prurigineuse, prescrire un double traitement local et général.

I. Traitement local. — Quatre fois par jour, frictionner les gencives avec :

Borate de soude	0 gr. 50
Teinture de safran	11 gouttes
Glycérine . . . . } àà 25 gr.
Eau de roses	

II. Traitement général. — Au premier déjeuner, donner chaque jour un paquet de :

Phosphate de chaux . . . . } àà 0 gr. 10
— de soude	

Matin et soir, faire des lotions avec un litre d'eau amidonnée, dans laquelle on ajoute une cuillerée à café du mélange suivant :

Salol	2 gr.
Alcool . . . . } àà 50 —
Glycérine	

Poudrer ensuite avec de l'amidon.

Quand l'insomnie est prolongée, on donne d'heure en heure à l'enfant une cuillerée à soupe de la potion ci-dessous :

Bromure de sodium	0 gr. 50
Sirop de fleurs d'oranger	60 —

Constantin Paul.

Faire des onctions le long des mâchoires, sur la peau, avec la pommade :

Extrait de belladone............	} àà 0 gr. 50
— de quinquina............	
Vaseline......................	15 —

S'il y a des convulsions provoquées par la douleur, faire des frictions sur les gencives avec la solution suivante :

Chlorhydrate de cocaïne.........	0 gr. 10
Bromure de potassium...........	0 — 50
Glycérine.....................	15 —

Jules Simon.

Lotionner la bouche avec :

Eau de Botot artificielle..........	100 gr.
Alcoolature de cochléaria.........	5 —
Teinture de quinquina...........	4 —
— de cachou................	2 —
— de benjoin...............	1 —

Additionner le mélange de double quantité d'eau.

Descroizilles.

Faire mâcher à l'enfant une racine de guimauve. Au besoin, débrider la gencive avec une lancette.

Th. Anger.

Faire des attouchements avec un pinceau trempé dans le mélange suivant :

Teinture de cochléaria..........	} àà 40 gr.
— de quinquina	

J. Comby.

Faire des attouchements avec :

Cocaïne. . . . .   0 gr. 50
Sirop de belladone . . . .   10 —

S'il y a tuméfaction, ulcération de la gencive, on peut employer l'un des collutoires ou l'une des lotions suivantes :

Miel rosat. . . . .   } āā 10 gr.
Glycérine. . . . . }
Chlorate de potasse . . . .   } āā 2 —
ou Borate de soude. . . . .   }

Toucher les parties malades, cinq à six fois par jour, avec un pinceau trempé dans ce mélange.

Viau.

Lorsqu'il y a douleur, au moment de l'évolution des dents, on la calmera par des frictions sur les gencives avec des substances calmantes et des sirops opiacés et belladonés.

Faire des badigeonnages de la gencive avec :

N° 1. Cocaïne. . . . .   0 gr. 15
Sirop de morphine . . . .   10 —
Teinture de myrrhe. . . . .   5 —

N° 2. Borax . . . .   4 gr.
Eau de roses . . . .   30 —

N° 3. Chloroforme. . . . .   1 gr.
Teinture de safran . . . .   1 —
Glycérine . . . .   16 —

En même temps, la bouche sera tenue minutieusement propre.

DENTS A PULPE MALADE
ET DENTS A PULPE MORTE.

Dubois.

Dents à pulpe malade. — I. TRAITEMENT CONSER-VATEUR. — Coiffer la pulpe, dans les cas de faible altération et de dénudation récente.

II. TRAITEMENT DESTRUCTEUR. — Il s'impose dans les caries du deuxième degré, et les composés arséni-caux sont les meilleurs agents de dévitalisation de la pulpe; de plus, les composés arsenicaux, qui dimi-nuent la douleur, diminuent aussi l'étendue de la dé-vitalisation.

III. TRAITEMENT RADICAL. — Il exige l'extirpation complète des débris pulpaires, suivie de l'obturation parfaite des canaux, en prenant toutes les précautions antiseptiques.

Sauf pour la dévitalisation et l'extirpation, les mé-dicaments caustiques et fortement acides doivent être délaissés.

Dents à pulpe morte. — Le traitement des dents à pulpe morte relève essentiellement de l'application de topiques désinfectants et antiseptiques. L'assainis-sement de la cavité fait triompher de cas très graves et s'obtient surtout par le pansement occlusif.

L'obturation précoce est très avantageuse; elle est préférable à l'obturation immédiate aussi bien qu'à l'obturation longtemps différée.

La greffe dentaire n'a que quelques indications exceptionnelles.

DENTS DE SAGESSE.

Tillaux.

Le traitement le plus simple des divers accidents

causés par la rétention de la troisième grosse molaire consiste à débrider la muqueuse qui la recouvre.

Si la dent présente une direction vicieuse, on en pratiquera l'extirpation, voire celle de la deuxième grosse molaire, quoique saine, pour faire place à la troisième.

P. Reclus.

Les accidents causés par l'éruption de la dent de sagesse sont divers. Tous ne doivent pas évidemment être combattus par les mêmes moyens; quels qu'ils soient pourtant, angine, stomatite, adénite, constriction des mâchoires, ils ne guériront qu'après suppression de la cause, c'est-à-dire extirpation de la dent.

1° *Incision.* — Lorsque la dent éprouve quelque difficulté à percer la gencive, une incision au bistouri suffira. Pour éviter, ce qui est fréquent, que la cicatrisation s'effectue et que par suite les accidents continuent, on fera de préférence une incision cruciale ou une incision en V. Parfois il peut être nécessaire d'exciser une partie plus ou moins étendue de la muqueuse.

2° *Extirpation.* — La déviation sera traitée par l'extirpation, suivie de réimplantation.

3° *Destruction du bord alvéolaire.* — Il peut arriver que l'obstacle à l'éruption de la dent siège profondément, jusque sur les bords de l'alvéole. Dans ce cas, il faudra mettre à nu le périoste et détruire à la gouge toute la portion de bord alvéolaire qui s'oppose au passage de la couronne.

4° *Extraction d'une dent.* — Lorsque l'éruption est rendue difficile par l'étroitesse de l'espace laissé libre entre la deuxième molaire et le bord de l'apophyse coronoïde, il faut sacrifier une dent, soit la deuxième molaire, soit la dent de sagesse elle-même.

5° *Trépanation ou résection du maxillaire.* — Parfois

la dent est profondément enkystée dans l'os et il est impossible de l'atteindre. Les désordres dans ce cas sont toujours plus intenses. Il est nécessaire en pareil cas d'atteindre la dent, en se frayant passage à l'aide de la gouge et du maillet. La voie buccale qui serait évidemment préférable est le plus souvent rendue impraticable par l'étroitesse du champ opératoire et la contracture des mâchoires. Il faut alors agir par l'extérieur et, après dissection de la peau, aller à la recherche de la dent et l'extirper après trépanation de l'os.

L'opération peut échouer, la recherche être infructueuse. La nécrose est alors la conséquence fatale et on peut en pareil cas être conduit à réséquer le maxillaire.

G. Viau.

Il faut frayer une voie à la dent ; en faire l'avulsion, si elle pousse dans une mauvaise direction.

Lorsque la muqueuse est tuméfiée, comprimée contre l'arcade dentaire supérieure et qu'elle menace de s'ulcérer, en exciser de bonne heure un fragment : pour cette petite opération, préférer le thermo-cautère au bistouri ; avec ce dernier, en effet, il arrive le plus souvent que les bords de la section ainsi faite se rapprochent et se soudent bien avant la sortie de la dent, tandis que, par l'autre procédé, les tissus étant complètement détruits, la dent peut achever son évolution pendant le temps qu'il leur faudrait pour se reformer.

On enlèvera les dents de sagesse qui ne peuvent servir à la mastication et ne sont bonnes qu'à irriter les parties voisines. L'intensité des accidents justifie ce procédé, lors même que la dent est bien dirigée.

Ces extractions peuvent être laborieuses, et exiger l'anesthésie par le chloroforme.

Lorsque l'espace manque pour l'éruption à la mâchoire inférieure, que les poussées névralgiquesse répètent ou sont intolérables, enlever l'avant-dernière molaire, même saine, afin de frayer une voie à celle qui pousse.

Les abcès réclament des collutoires chauds et des lavages antiseptiques; si l'on découvre un séquestre, on l'enlèvera quand il sera mobile.

DENTS SUPPLÉMENTAIRES.

Magitot.

Les dents supplémentaires entraînent ordinairement des déviations dans la région qu'elles occupent ou dans une étendue plus ou moins grande de l'arcade dentaire. La suppression pure et simple devra donc être employée, toutes les fois qu'il existe quelque gêne.

DESQUAMATION ÉPITHÉLIALE
DE LA LANGUE.

Le Gendre.

Cette affection se rencontre périodiquement chez des enfants atteints de troubles digestifs, et n'a aucun rapport avec la syphilis héréditaire.

Le traitement local n'a aucune influence.

DIPHTÉRIE DES LÈVRES ET DES JOUES.

Jules Simon.

Diphtérie des lèvres. — Quand les fausses membranes siègent sur les *lèvres*, le nitrate d'argent, justement abandonné pour la diphtérie de la gorge, réussit bien; dans ce cas, une légère cautérisation quotidienne produit de bons effets.

Diphtérie des joues. — Si les fausses membranes siègent sur la peau de la *joue*, et si l'enfant avait antérieurement une excoriation cutanée quelconque, impétigo, par exemple, employer comme pansement l'iodoforme finement pulvérisé.

DIVISION CONGÉNITALE DU VOILE DU PALAIS.

Tillaux.

La division congénitale du voile du palais présente des degrés variables. Partielle ou totale, simple ou compliquée de bec-de-lièvre, elle peut être médiane ou bilatérale. Le traitement varie naturellement suivant les cas, mais quelle que soit la variété, l'intervention chirurgicale est absolument nécessaire.

L'*uranoplastie* (1) a ici son indication la plus nette. La prothèse a fait sans doute de grands progrès, mais jamais pourtant le résultat n'est aussi complet que par l'autoplastie.

L'opération sanglante n'a aucun danger avec l'antisepsie actuelle. D'autre part l'éducation appropriée apprend très vite au malade à corriger les troubles fonctionnels inhérents à l'autoplastie. Le résultat définitif, il est vrai, dépend souvent de cette éducation vocale et de l'intelligence du sujet.

Un autre point important est la question de l'âge auquel il faut opérer. L'opération précoce doit être déconseillée. On s'expose à des ennuis graves, en opérant dans les premiers temps de la vie. Le moment qui convient le mieux est vers l'âge de 8 à 10 ans, âge auquel les muscles peuvent être soumis à une

(1) Voyez article *Uranoplastie*, p. 238.

gymnastique convenable et où l'enfant peut supporter plus facilement une perte de sang.

ECTROPION CICATRICIEL DES LÈVRES.

Verneuil.

Ectropion cicatriciel de la lèvre inférieure. — Se contenter de la méthode de Wharton Jones, quand on se trouve en présence d'un renversement peu considérable.

Il en est autrement quand on a affaire à une difformité exagérée.

Après avoir fait supérieurement une plaie en V, et l'avoir réunie en Y, pratiquer une incision transversale, curviligne au-dessous de la première, et disséquer le lambeau compris entre ces deux sections, le remontant ensuite pour l'accoler à la plaie supérieure.

Laisser la plaie inférieure libre, écartée, sans suture; faire en outre deux incisions obliques sur la peau de chaque clavicule, afin de libérer les cicatrices supérieures.

Il serait possible de faire d'autres incisions libératrices au-dessous des premières, et on gagnerait ainsi à chaque fois une certaine étendue qui permettrait à la lèvre de remonter de plus en plus haut.

Ce procédé offre l'avantage que le lambeau, par ses adhérences profondes, forme une base nouvelle et solide pour la lèvre. Cette méthode vient augmenter les chances de succès et offrir des avantages nouveaux, très appréciables et très réels; elle est appelée à rendre de grands services aux chirurgiens, dans les cas complexes où on ne voudra, où on ne pourra point avoir recours à l'interposition d'un lambeau.

ECZÉMA DE LA BOUCHE ET DES LÈVRES.

E. Besnier.

Eczéma de la dentition. — C'est un eczéma réflexe du visage, parfois du dos de la main et du poignet avec sensibilité gingivale et salivation; il y a trois indications à remplir :

1° *Calmer le prurit gingival*;

2° *Combattre l'insomnie*;

3° *Guérir l'état local.*

1° *Calmer le prurit gingival* : toucher et frictionner fréquemment les gencives avec la pulpe du doigt, que l'on trempe dans une solution ainsi formulée :

Hydrochlorate de cocaïne	0 gr. 05
Bromure de potassium.	0 — 50
Eau distillée	} àà 10 —
Glycérine	

2° *Combattre l'insomnie* : lorsqu'elle est prolongée, faire ingérer par cuillerées à soupe, d'heure en heure, la potion suivante :

Bromure de sodium.	30 à 50 centigr.
Sirop de fleurs d'oranger.	60 gr.

3° *Guérir l'état local* : panser les plaques eczémateuses de la face avec une pommade contenant :

Oxyde de zinc.	10 gr.
Vaseline	30 —

En outre, recouvrir les régions malades d'un masque en toile de caoutchouc ou en mousseline; suivant les parties atteintes, on peut le remplacer par une feuille de mackintosch.

Eczéma infantile de la lèvre supérieure et des narines. — I. TRAITEMENT INTERNE. — Huile de foie de morue.

II. TRAITEMENT EXTERNE. — Badigeonner les narines avec de l'huile de foie de morue.

Tamponner les narines avec des boulettes de ouate hydrophile.

Recouvrir la lèvre supérieure d'une feuille de caoutchouc, maintenue de chaque côté par deux lacs embrassant l'oreille.

Eczéma de la moustache. — 1° Pratiquer l'épilation complète des parties malades.

2° Douches de vapeur.

3° Application permanente de caoutchouc.

Sous ce revêtement protecteur, la surface se déterge rapidement et l'irritation diminue.

Cependant, dans quelques cas, le caoutchouc, s'il n'est pas bien retenu par des bandelettes élastiques, peut, en se déplaçant, irriter les surfaces voisines.

Hallopeau.

Eczéma de la moustache. — 1° Couper les moustaches.

2° Faire tomber, s'il y a lieu les croûtes, au moyen de pulvérisations émollientes, dans l'intervalle desquelles on laissera en permanence des compresses boriquées tièdes.

3° La surface étant bien détergée, appliquer :

Vaseline	20 gr.
Oxyde de zinc	
Amidon	ãã 10 —
Acide salicylique	0 — 40

4° A la période érythémateuse, prescrire les pommades à l'ichtyol, à l'huile de cade, au goudron.

5° Si l'eczéma persiste, procéder à l'épilation complète de la moustache et prescrire des badigeonnages à l'huile phéniquée au 1/10, pendant une dizaine de jours ; puis des doubles de tarlatane, imprégnée d'une solution de sublimé à 1/5000, sont tenus en permanence sur la surface malade.

Peu à peu, la pustulation cesse et d'autre part la peau sèche : au bout d'une ou deux semaines, on peut appliquer l'emplâtre de Vidal.

Brocq.

Eczéma de la moustache. — 1° Déterger les surfaces malades.

2° Appliquer une pommade qu'on change tous les jours :

Premier jour : onguent styrax, coupé de deux parties d'huile.

Deuxième jour : pommade au précipité jaune au 1/20, additionnée ou non d'huile de cade.

Troisième jour : pommade à l'oxyde de zinc au 1/10.

Et ainsi de suite, en répétant la série, tous les jours suivants.

A la période terminale, lorsque l'affection ne se manifeste plus que par de l'érythème, les poils repoussent souvent difformes, très gros, doubles ou au contraire très fins, pâles et décolorés. On a alors intérêt à épiler, pour permettre au follicule de reproduire une racine neuve et saine, à la place de l'autre dont la nutrition a été troublée.

ECZÉMA DE LA LANGUE.

Le Gendre.

I. RÉGIME. — Suppression du vin, des épices, des sucreries.

II. TRAITEMENT. — Gargarismes de la bouche, après chaque repas, avec de l'eau de Vichy.

Matin et soir, appliquer avec un pinceau une couche de la solution suivante :

Hyposulfite de soude . . . .   8 gr.
Glycérine. . . . .   100 —

EMPYÈME DU SINUS MAXILLAIRE.

Tillaux.

Donner issue au pus en ouvrant le sinus par le fond d'une alvéole ou par la fosse canine. La première voie est indiquée lorsqu'il manque une petite molaire ou la première grosse molaire.

ÉPITHÉLIOMA DE L'ISTHME DU GOSIER.

Tillaux.

Épithélioma superficiel. — Pratiquer l'excision des parties atteintes de la façon suivante :

Premier temps. — Incision horizontale, étendue de la commissure au bord antérieur du masséter.

Deuxième temps. — Ablation des parties malades avec le thermocautère ou le bistouri. L'hémostase est facile.

Envahissement total de la région avec engorgement ganglionnaire. — L'intervention est ici grave et compliquée.

Premier temps. — Pratiquer la *trachéotomie* pour éviter la chute du sang pendant l'opération et pouvoir continuer l'anesthésie, en faisant respirer le chloroforme par la canule.

Deuxième temps. — Ligature de la carotide externe à son origine. Placer un fil d'attente sous la carotide interne.

Troisième temps. — Enlever la portion du maxillaire inférieur correspondant à la tumeur.

Quatrième temps. — Pénétrer dans la bouche, saisir la masse avec des crochets, des pinces à griffe et la détacher à coups de ciseaux ou de bistouri.

Cinquième temps. — Introduction d'une sonde à demeure dans l'œsophage pour pouvoir alimenter le malade.

L'opération ainsi pratiquée est de la plus haute gravité. Elle est en plus d'une exécution difficile et laisse le malade sous le coup d'une récidive probable. Aussi doit-on être peu tenté de la conseiller et de la pratiquer.

ÉPITHÉLIOMA DES LÈVRES.

Segond.

L'intervention précoce est indiquée. Elle consiste à enlever aussi complètement que possible le néoplasme, puis à faire une restauration plastique convenable.

Pour qu'elle soit complète, il faut extirper avec soin les ganglions sus-hyoïdiens et sous-maxillaires.

Parfois même on peut être conduit à enlever la

glande sous-maxillaire, afin d'avoir toutes chances d'une survie aussi longue que possible.

ÉPITHÉLIOMA SUBLINGUAL.

Tillaux.

Le début de cette affection par le frein de la langue, la présence d'une ulcération à base indurée s'étendant bientôt en profondeur et s'accompagnant d'adénopathie précoce font que le diagnostic est généralement facile à établir.

Le traitement vise à l'ablation aussi rapide et aussi complète que possible; l'opération varie suivant les cas.

Premier cas. — *Le mal est limité à la muqueuse.* — Faire une excision large de la muqueuse, pratiquée par la bouche. Les gargarismes, les cautérisations ne servent absolument qu'à faire perdre un temps précieux.

Deuxième cas. — *Toutes les parties molles situées au-dessous du muscle mylo-hyoïdien sont envahies.* — L'opération ne peut donner de résultat qu'en étant complète.

Diviser, sur la ligne médiane, la lèvre inférieure d'abord, puis le maxillaire inférieur. Les deux fragments de l'os sont écartés, la langue est attirée dans leur intervalle, puis à l'aide de ciseaux ou du bistouri, on enlève tout ce qui est pris par le mal. L'hémostase est facile.

Le thermocautère est inférieur au bistouri, car il a l'inconvénient d'exposer aux hémorragies secondaires, à la suite de la chute des escarres.

Troisième cas. — *Le squelette est envahi.* — Réséquer une portion variable de l'os, suivant les besoins de l'opération (1).

(1) Voyez *Résection de la mâchoire inférieure*, p. 226.

ÉPULIS.

Paul Berger.

Les tumeurs qui siègent sur le bord alvéolaire de la mâchoire supérieure progressent sans cesse et résistent à toute espèce de traitement autre que l'extirpation.

Leur bénignité relative tient au siège et au mode de développement, car au point de vue de leur nature histologique, ce sont des ostéosarcomes.

L'intervention large et immédiate s'impose. Les caustiques sont absolument insuffisants, aussi faut-il avoir recours au bistouri, de façon à enlever l'épulis avec son point d'implantation même.

L'opération de ces tumeurs doit être précoce et radicale. Ce sont en effet des productions sarcomateuses qu'il importe de détruire rapidement, et l'on ne doit pas hésiter à sacrifier la portion d'os sous-jacente qui sert de point d'implantation. Il faut donc enlever largement la tumeur et cautériser la plaie au thermo-cautère.

Mais de cette opération résulte une perte de substance et par conséquent une déformation.

C'est à cette déformation qu'il faut essayer de remédier; on y parvient, par la réimplantation des dents (1).

ÉRUPTION PRÉCOCE DES DENTS.

Magitot.

Première dentition. — Il n'y a aucune intervention à pratiquer.

(1) Voyez *Réimplantation des dents*, p. 222.

Seconde dentition. — Lorsqu'une dent permanente apparaît avant la chute des premières dents, elle peut éprouver une déviation marquée. Il est nécessaire dans ce cas de sacrifier une ou plusieurs des dents temporaires, pour faciliter le redressement des dents déviées.

ÉTHÉRISATION.

Le Dentu.

L'anesthésie est beaucoup plus rapide avec l'éther qu'avec le chloroforme : les vomissements sont moins fréquents et moins répétés avec l'éther. On constate, il est vrai, des irritations bronchiques, des congestions pulmonaires, des broncho-pneumonies consécutives ; mais on en constate aussi après l'anesthésie par le chloroforme.

D'ailleurs ces accidents sont souvent attribués à tort aux anesthésiques employés. Ils peuvent, dans bien des cas, avoir d'autres causes, telles par exemple qu'un refroidissement au cours de l'opération.

Lucas-Championnière.

I. AVANTAGES. — Le grand et presque le seul avantage que l'éther présente sur le chloroforme, c'est de permettre une anesthésie beaucoup plus rapide, ce qui n'est pas indifférent quand on a plusieurs opérations à pratiquer dans la même séance. Mais il faut tenir grand compte de la susceptibilité bronchique vis-à-vis de l'éther, et il faut surtout s'en méfier dans les opérations longues.

Il ne provoque pas ces alertes menaçantes et immédiates qui déconcertent tout le monde ; en outre son élimination est plus facile et il détermine une anesthésie plus rapide ; on ne doit pas, en effet, craindre de donner l'éther à doses massives d'emblée, dût le malade en être tout d'abord un peu incommodé.

II. INCONVÉNIENTS. — Parmi les inconvénients de l'éther, il en est un important, c'est la gêne qu'il peut occasionner à l'opérateur.

L'anesthésie est moins parfaite parce que l'éther est très irritant.

Les suites de l'éthérisation sont analogues à celles du chloroforme. Les vomissements sont aussi fréquents, et l'agitation consécutive semble plus considérable ; enfin on a noté une soif intense qui dure plusieurs jours.

III. ANESTHÉSIE A L'ÉTHER ET AU CHLOROFORME COMBINÉS. — Puisque l'anesthésie à l'éther ne donne pas les accidents du début de la chloroformisation, il faut commencer l'anesthésie par l'éther, mais comme ce dernier agent peut être incommodant pour l'opérateur et qu'il est très irritant pour le malade, il vaut mieux lui substituer le chloroforme dès que le patient est endormi.

Monod.

Avec l'éther, l'anesthésie est obtenue en moyenne au bout de 5 minutes et demie.

La cyanose de la face disparaît, quand, après l'anesthésie obtenue, on enlève le masque, pour donner un peu d'air au malade, et n'apparaît plus quand on reprend l'éther.

Le sommeil est moins tranquille avec l'éther qu'avec le chloroforme ; il y a tout d'abord le ronflement continu, qui est en somme rassurant pour le chirurgien ; en second lieu, on a tout le temps de s'occuper de la salivation abondante et des mucosités qui s'accumulent dans la gorge.

Le réveil est plus prompt et la dépression moins grande avec l'éther qu'avec le chloroforme, mais la différence n'est pas bien considérable.

La quantité d'éther à employer varie avec les cas : en moyenne, on dépense 150 grammes d'éther par heure.

En somme, l'éther est moins dangereux, mais aussi moins agréable que le chloroforme.

P. Reclus.

La quantité d'éther nécessaire pour obtenir l'anesthésie est en moyenne de 204 grammes, mais cette dose peut être réduite de beaucoup, quand celui qui donne l'éther a l'expérience de l'anesthésie.

Le temps nécessaire pour obtenir l'anesthésie varie de 1 à 15 minutes.

Les vomissements sont fréquents mais jamais prolongés ; il faut compter avec la salivation et le ronflement.

Paul Segond.

Les avantages de l'éther consistent dans la rareté des vomissements et dans l'absence de toute dépression au réveil.

L'anesthésie est obtenue au bout de 4 à 5 minutes en moyenne.

Reynier.

I. INCONVÉNIENTS. — L'éther est aussi dangereux que le chloroforme.

Les dangers de l'éther lui-même ne sont pas à passer sous silence et l'embrasement des vapeurs éthérées, par exemple, est toujours à craindre quand il y a un foyer incandescent (un simple thermocautère suffit).

Comme anesthésique, l'éther est inférieur au chloroforme; son action est moins durable et moins continue. Tandis que le chloroforme anesthésie sans asphyxie, l'éther anesthésie toujours par asphyxie.

L'éther provoque une salivation et une irritation bronchique toujours intenses, d'où des complications fréquentes.

Quant à la syncope, elle est peut-être moins fréquente qu'avec le chloroforme, mais elle n'est pas rare et elle est plus grave.

L'éther donne des alertes comme le chloroforme.

II. CONTRE-INDICATIONS. — Enfin l'éther a des contre-indications nombreuses, indiquées par ses meilleurs partisans. C'est ainsi qu'il ne faut pas l'employer dans les cas de shock, d'obstruction intestinale, de péritonite, de hernie étranglée, dans les opérations portant sur le cou, la face et le crâne. Il est encore contre-indiqué chez les malades atteints d'affections pulmonaires, chez les enfants, chez les vieillards. Enfin, il faut tenir compte du mode d'éclairage et de calorification.

En présence de ces nombreuses contre-indications, on peut se demander alors pourquoi on renonce au chloroforme, maintenant que l'on sait mieux le manier; l'éther n'a rien qui lui mérite de détrôner le chloroforme.

Michaux.

I. AVANTAGES. — L'éther ne donne ni accidents ni alertes.

Parmi les avantages de l'éther, il faut citer la possibilité de confler la narcose à des gens inexpérimentés.

II. INCONVÉNIENTS. — En fait de complications, on observe quelquefois des bronchites.

Quénu.

I. AVANTAGES. — L'éther a pour avantage de déterminer une anesthésie rapide et est très utile pour les petites opérations de courte durée ; il peut être aussi employé avantageusement chez les malades affaiblis ou qui ont déjà subi une opération préalable les ayant mis en état de moindre résistance.

II. Inconvénients. — Les vomissements sont aussi fréquents après l'éthérisation qu'après la chloroformisation ; l'excitation secondaire est très forte.

III. Contre-indications. — L'éther ne peut être employé dans les opérations ur la face.

Chaput.

I. Avantages. — L'anesthésie par l'éther présente sur l'anesthésie chloroformique les avantages suivants :

1º L'éther est beaucoup moins dangereux que le chloroforme.

2º L'anesthésie par l'éther s'obtient en cinq ou six minutes : elle est donc beaucoup plus rapide qu'avec le chloroforme.

3º L'administration de l'éther est très facile ; elle peut être confiée même à quelqu'un de très ignorant ; au contraire, les bons chloroformistes sont très rares.

4º L'éther renforce les pulsations cardiaques et n'expose pas au shock. Le chloroforme a des effets inverses. On n'a pas besoin avec l'éther de surveiller le pouls ; la respiration et la cyanose sont seules à considérer. Or précisément la respiration est très bruyante et son arrêt se remarque immédiatement ; quant à la cyanose, elle n'est dangereuse que quand elle vire au noir foncé.

5º L'éther altère beaucoup moins les reins (albuminurie) que le chloroforme.

6º L'éther ne provoque des vomissements que d'une manière très exceptionnelle.

7º Les malades éthérisés se réveillent très facilement

et très vite; ils sont beaucoup moins abattus que les sujets chloroformés.

II. CONTRE-INDICATIONS. — L'éther est contre-indiqué :

1° Dans les cas d'affection aiguë ou chronique de l'appareil respiratoire.

2° Dans les opérations sur la face ou dans celles qui nécessitent la *trachéotomie*.

3° Dans les opérations de chirurgie cérébrale.

III. TECHNIQUE. — Pour donner l'éther, on peut se servir soit du bonnet de Jules Roux, soit de l'appareil de Julliard, soit du masque de Wanscher. Ces deux derniers sont les meilleurs, et entre eux deux, le masque de Wanscher semble devoir mériter la préférence, car il présente sur l'appareil de Julliard les avantages suivants :

1° Il est moins volumineux et moins embarrassant.

2° Il permet l'inspection de la face et des yeux.

3° Il permet, grâce aux dimensions restreintes de son pavillon, de graduer facilement l'arrivée de l'air.

Au contraire, avec le masque de Julliard, le moindre soulèvement de l'appareil provoque un apport d'air considérable et gênant.

4° On n'a pas besoin avec le masque de Wanscher de verser de nouvelles doses d'éther dans l'appareil : on y introduit au début 250 grammes d'éther qui peuvent suffire pour une anesthésie de deux ou trois heures.

EXTRACTION DES DENTS.

Magitot,

Cette opération consiste à enlever une dent à ses connexions normales.

I. INDICATIONS ET CONTRE-INDICATIONS. — 1° *État*

de la dent et des parties voisines. — L'extraction est formellement indiquée :

a) Lorsqu'une dent surnuméraire, déviée ou anormale, détermine par sa présence une irrégularité de l'arcade dentaire et que cette irrégularité échappe aux autres moyens thérapeutiques.

b) Lorsqu'une dent atteinte d'altérations inflammatoires cause des désordres de voisinage graves.

La fluxion en particulier n'est nullement une contre-indication à l'extirpation, comme le veut un préjugé populaire.

c) Lorsque la dent ébranlée par une affection aiguë ou chronique de l'alvéole des gencives ou des maxillaires ne peut être ni consolidée ni conservée.

2° *Age du sujet.* — *a)* Lorsqu'il s'agit des dents temporaires, il faut, contrairement à l'opinion courante, soigner la dent malade comme s'il s'agissait de dents permanentes.

L'extraction prématurée peut entraîner toute une série de troubles fonctionnels.

b) Pour les dents permanentes, il faut savoir que la dent est d'autant plus facile à arracher que le sujet est plus jeune. Chez le vieillard, il faut éviter l'extraction d'une dent, car on l'expose à la fracture de l'organe ou du bord alvéolaire.

3° *Siège.* — Une extraction à la mâchoire inférieure est plus difficile qu'à la mâchoire supérieure.

4° *Dispositions individuelles.* — *a)* Chez les épileptiques, l'avulsion d'une dent peut provoquer un accès ; il faudra donc autant que possible éviter cette opération.

b) La grossesse est généralement une contre-indication.

c) Chez les hémophiles, l'extraction est formellement contre-indiquée, ainsi que toute autre opération sanglante.

II. Règles générales de l'opération. — Avant de pratiquer l'avulsion il est nécessaire de fixer :

1° La forme de la dent ;

2° L'état d'altération de la dent ; où sont ses points faibles, ses points résistants ;

Trois conditions sont nécessaires à l'accomplissement de l'extraction :

1° Enlèvement en totalité de la dent ;

2° Éviter la blessure des parties voisines ;

3° Éviter au malade toute douleur inutile.

Le déchaussement préalable de la dent est inutile en règle générale. Toutefois, au cas où les débris de dents sont cachés par la gencive saine ou hypertrophiée, pour éviter des désastres inutiles, il est bon d'avoir recours à cette petite opération préalable.

L'extraction doit être faite lentement, sans tour de force.

La dent est d'abord luxée par des mouvements modérés, puis extraite dans le sens qui offre le moins de résistance.

En général les dents supérieures s'enlèvent plus facilement de dedans en dehors, les inférieures de dehors en dedans.

III. Instruments. — Les daviers sont les instruments de choix. Il y a autant de daviers qu'il y a de variétés de dents.

IV. Technique. — *Premier temps.* — Application de l'instrument au niveau du collet. De ce temps très important dépend en grande partie le succès de l'opération.

Deuxième temps. — Luxation de la dent par secousses progressives, sans brusquerie.

Troisième temps. — Extraction de la dent.

Poinsot.

Antisepsie post-opératoire. — Après l'extraction, laver l'alvéole avec la solution antiseptique sui-vante :

Eau distillée	200 gr.
Alcool camphré	10 —
Glycérine	10 —
Créosote de hêtre	0 — 50

Viau.

Antisepsie post-opératoire. — Après l'extraction, faire des irrigations avec la solution détersive sui-vante :

Hydrate de chloral	2 gr.
Eau distillée	100 —

FÉTIDITÉ DE L'HALEINE (1).

Magitot.

Conseiller les deux préparations suivantes :

N° 1. Silicate de potasse	2 gr.
Eau distillée	1000 —
Thymol	1 —
N° 2. Borax	5 gr.
Eau distillée	1000 —
Thymol	1 —

Viau.

Contre la fétidité de l'haleine due à la fumée du tabac, prescrire :

(1) Voyez *Antisepsie buccale*, p. 68 et *Dentifrices*, p. 100.

LEFERT. — Maladies de la bouche.   8

N° 1. Bromo-chloral . . . . .   XX à XXX gouttes
     Eau sucrée . . . .   1 cuillerée à café

N° 2. Saccharine. . . . . } àā 1 gr.
     Bicarbonate de soude. . . . . }
     Acide salicylique . . . .   4 —
     Alcool. . . . . 200 —

FISTULES PAROTIDIENNES.

Kirmisson.

1° Tenter la compression sur l'orifice fistuleux.

2° La cautérisation au nitrate d'argent ou au thermo-cautère rend parfois de grands services.

3° Si, malgré tout, on échoue, pratiquer l'avivement des lèvres de la fistule et la suture.

FISTULES SALIVAIRES
DU CANAL DE STÉNON.

Richelot.

1° Dans le cas de blessure récente de la joue, quand on pense que le canal de Sténon a été sectionné, on devra, afin d'éviter une fistule, faire la réunion très exacte des bords de la plaie et défendre la parole et la mastication. On pourrait également, dans ce cas, compléter la division de la joue, afin de donner un libre écoulement à la salive dans la cavité buccale.

2° Quand la fistule est formée, on devra d'abord s'assurer, au moyen d'injections ou d'un stylet, si la partie antérieure du conduit est encore perméable ou non.

Si cette partie est perméable, on cherchera d'abord à la remettre en état de fonctionner. Pour cela, on essayera la dilatation, au moyen d'une fine corde a boyau ; après quoi, on fermera l'ouverture cutanée; ou bien on pratiquera de suite l'occlusion simple de l'orifice fistuleux, au moyen de cautérisations, sutures, etc., aidées d'une compression légère..

3º Si ces moyens échouent, on pratiquera alors un conduit artificiel, d'après un procédé très simple, très sûr, suceptible de s'appliquer aussi bien à la variété massétérine que buccinatrice, et qui, convient également très bien, dans le cas de fistules du canal de Sténon, avec oblitération complète ou rétrécissement très prononcé du bout antérieur.

Ponctionner toute l'épaisseur de la joue du côté de la muqueuse, au niveau de la fistule et introduire un petit drain dans le trajet.

Ponctionner, une seconde fois, la peau de la joue, à quelque distance en arrière de la fistule et faire ressortir la pointe du trocart, au niveau de cette même fistule par un trajet sous-cutané. On ramène ainsi l'extrémité cutanée du drain dans l'orifice cutané postérieur. Le tube de caoutchouc relie les deux orifices ainsi établis, du côté de la peau et du côté de la muqueuse : l'orifice fistuléux reste libre.

Au bout de quelques jours, lorsque le gonflement est tombé, la fistule est fermée par la suture, la salive coule dans la bouche et on peut supprimer le drain.

FISTULES DU SINUS MAXILLAIRE

Quénu.

Oblitérer la fistule à l'aide d'un lambeau gingival retourné, face cruentée en bas, et faire glisser sur le lambeau gingival, face cruentée en haut, un lambeau de muqueuse labiale.

FLUXION DENTAIRE.

Viau.

La fluxion est toujours la conséquence d'un abcès dentaire (1).

Au début, on donnera quelques gargarismes émollients, résolutifs, antiseptiques. Comme gargarismes, on emploiera :

N° 1. Iodure de potassium................	4	gr.
Chloroforme	2	—
Eau de laurier-cerise..........	30	—
— tiède	400	—

N° 2. Sel d'ammoniaque	2	—
Alcool camphré...............	20	—
Infusion de quinquina..........	300	—

Lorsque le pus est collecté, il faut lui donner issue. L'avulsion de la dent n'est indiquée que si la conservation est impossible.

FRACTURES
DES ALVÉOLES DES MAXILLAIRES.

Viau.

Consécutives à l'extraction des dents, ces fractures fournissent deux indications thérapeutiques :

1° Calmer la douleur;

2° Pratiquer l'antisepsie du foyer.

Pour remplir ces deux indications, on prescrira des badigeonnages et des gargarismes :

1° *Badigeonnages.* — Badigeonner la région blessée avec :

(1) Voir *Abcès dentaires,* p. 9, 11 et 12.

```
Nº 1. Salol...........................    0 gr. 25
      Phénate de cocaïne.............    0 —  10
      Teinture de sandaraque.........   10 —

Nº 2. Teinture de myrrhe.............   10 gr.
      Baume du Pérou.................    5 —

Nº 3. Acide tannique................     1 gr.
      — phénique...................     0 —  50
      Teinture d'aconit............  } àà  1 —
      — d'opium....................
      Glycérine pure...............    10 —
      Iodure de potassium..........     2 —
      Acétate de morphine..........     0 —  25
```

2º Gargarismes avec :

```
   Infusion de fleurs d'arnica........   200 gr.
   Chloroforme........................     0 — 50
```

FRACTURES DES DENTS.

Magitot.

Dénudation traumatique de la pulpe dentaire. — Destruction complète de l'organe par les cautérisations, soit avec le cautère actuel, soit avec les caustiques, soit par l'extirpation.

Viau.

1º *La fracture porte sur une dent qu'on voulait enlever* : achever l'extraction, dont les indications persistent.

2º *La dent ou les dents fracturées sont saines* : il est inutile de faire des tentatives de conservation et il faut pratiquer l'extirpation.

Sur la pulpe vivante, mise à nu, on appliquera :

8.

Teinture de myrrhe		
— d'iode	àà	3 gr.
Chloroforme		1 —
Nitrate d'argent		1 .
Eau distillée		5 —

FRACTURES DE LA MACHOIRE SUPÉRIEURE.

Kirmisson.

La *contention des fragments* est difficile, et un grand nombre d'appareils ont été imaginés pour la faciliter.

Le plus simple de ces appareils, c'est la *fronde*. C'est un bandage à quatre chefs, dont le centre est fendu pour recevoir le menton et, dont les extrémités se divisent en deux lanières.

Cet appareil ne suffit que lorsqu'il n'y a pas beaucoup de tendance au déplacement.

Dans le cas contraire, il faut avoir recours à des appareils plus compliqués.

Ceux de Martin (de Lyon), de Hammond et de Gunning (de New-York) sont les mieux connus.

Le premier se compose d'une gouttière en tôle d'acier, qui se moule exactement sur toute l'étendue de l'arcade dentaire. Sur cette première gouttière, est appliquée une seconde gouttière semblable, portant, à sa face intérieure et sur la ligne médiane, un ressort qui se recourbe pour sortir de la bouche et va se fixer sur une pièce mentonnière en tôle vernie. Cette dernière se prolonge de chaque côté sur les joues, et à l'extrémité de ses prolongements sont de petits crochets servant à fixer une bande de caoutchouc qui passe sur le sommet de la tête.

GANGRÈNE DE LA BOUCHE ou NOMA.

Chaput.

I. PROPHYLAXIE. — Placer les malades atteints de rougeole ou de toute autre maladie prédisposante, dans les meilleures conditions hygiéniques; éviter l'encombrement; administrer des toniques : extrait de quinquina, vin, alcool. On pratiquera des lavages de la bouche avec des solutions antiseptiques.

II. TRAITEMENT. — Si la gangrène se développe, l'enrayer par des cautérisations; on détruira par le fer rouge toutes les parties malades. Les autres caustiques sont infidèles ou difficiles à appliquer.

On combattra la fétidité par des injections désinfectantes : solutions phéniquées ou salicylées, ou mieux encore solution de permanganate de potasse au 1/1000; on pourra encore appliquer du chlorure de chaux sec sur les ulcérations sanieuses.

La médication énergiquement tonique et une alimentation substantielle sont encore plus nécessaires qu'avant l'apparition de la gangrène.

GÉANTISME DENTAIRE.

Magitot.

L'augmentation de volume d'une dent peut affecter la totalité de l'organe ou seulement une partie. L'intervention chirurgicale n'est réclamée que si le volume trop considérable entraîne des désordres de voisinage. Dans ce cas, on pratique l'avulsion.

GINGIVITE.

Pinard.

Gingivite des femmes enceintes. — 1° Enlever le tartre des dents.

2° Tous les jours, appliquer sur le bord libre des gencives enflammées, à l'aide d'un instrument dont l'extrémité enveloppée d'un petit tampon de ouate sert de petite éponge, une couche de la solution suivante :

Hydrate de choral................	5 gr.
Alcoolat de cochléaria.............	5 —

Faire dissoudre.

La cautérisation qui se produit est peu profonde, car l'escarre blanche, qui en résulte, est très superficielle et disparaît en vingt-quatre ou trente-six heures après l'application.

La durée moyenne du traitement ne dépasse pas douze jours.

Panas.

Gingivite mercurielle. — Prescrire contre la salivation mercurielle :

Cachou pulvérisé	} àà 15 gr.
Quinquina	
Tanain	2 —
Alun............................	1 —
Essence de menthe.............	Q. S.

M. s. a. — En friction sur les gencives.

E. Besnier.

Gingivite infantile. — Quand l'insomnie est prolongée, on donne à l'enfant, d'heure en heure, une cuillerée à soupe de la potion ci-dessous :

Bromure de sodium......:.. ......   0 gr. 5C
Sirop de fleurs d'oranger...........   60 —

Constantin Paul.

Gingivite mercurielle. — Prescrire :

Poudre de quinquina...........   30 gr.
  —   de ratanhia. ... ... }   ââ 10 —
Chlorate de potasse .... }

Pour frictions sur les gencives.

Dujardin-Beaumetz.

Gingivite ulcéreuse. — Prescrire des cautérisations des points ulcérés avec :

Acide azotique ....   XVI gouttes
Eau distillée ....   120 gr.

Charpentier.

Gingivite des femmes enceintes. — Pratiquer des attouchements avec l'acide chromique; ils soulagent la malade, mais n'assurent pas la guérison, qui ne se produit qu'après l'accouchement.

Jules Simon.

Gingivite infantile. — Prescrire :

Eau de Botot artificielle.........   100 gr.
Alcoolature de cochléaria........   5 —
Teinture de quinquina ....   4 —
  —   de cachou ....   2 —
  —   de benjoin...........   1 —

Additionner de double quantité d'eau pour lotionner la bouche:

Th. Anger.

Gingivite Infantile. — Prescrire :

Teinture de cochléaria. . . . . } àà 4 gr.
— de quinquina . . . . }

Toucher les parties malades cinq ou six fois par jour avec un pinceau trempé dans ce mélange.

Auvard.

Gingivite puerpérale. — Applications de cocaïne, et légères scarifications dés parties les plus malades de la gencive. Toucher la surface avec un petit tampon de coton, imbibé de créosote de hêtre, mélangée à parties égales de glycérine et d'alcool.

J. Comby.

Gingivite Infantile. — S'il y a tuméfaction, ulcération de la gencive, on peut employer l'un des collutoires ou l'une des lotions suivantes :

Miel rosat. . . . . } àà 10 gr.
Glycérine. . . . . }
Chlorate de potasse. . . . . } 2 —
ou Borate de soude. . . . . }

Toucher les parties malades, cinq à six fois par jour, avec un pinceau trempé dans ce mélange.

Dubois.

Gingivite fongueuse. — Prescrire un collutoire astringent :

Tanuin . . . .   5 gr.
Alcoolat de cochléaria . . . .   5 —
Glycérine . . . .   5 —

Viau.

Gingivite aphteuse. — I. TRAITEMENT LOCAL. —
1° Faire des attouchements avec :

Glycérine . . . .   15 gr.
Salol . . . .   0 — 25
Chlorhydrate de cocaïne . . . .   0 — 50

2° Prescrire des gargarismes avec :

N° 1. Eau de roses . . . .   150 gr.
Extrait de ratanhia . . . .   5 —
Glycérine . . . .   10 —

N° 2. Borate de soude . . . .   26 gr.
Acide borique . . . .   16 —
Eau distillée . . . .   200 —

II. PROPHYLAXIE. — Ne faire usage que de lait
bouilli.

Gingivite des fumeurs. — Hygiène buccale régulière.

Gargarismes avec de l'eau oxygénée.

Gingivite érythémateuse. — 1° Au début, collutoires émollients.

2° Ensuite, collutoires astringents :

N° 1. Iodure de potassium . . . .   4 gr.
Chlorate de potasse . . . .   10 —

N° 2. Acide salicylique . . . .   5 —
Eau distillée . . . .   300 —

3° Enlèvement méthodique et complet du tartre
dentaire ou traitement des caries.

Gingivite fongueuse. — Cautérisations des fongosités et usage des gargarismes, tels que :

```
Nº 1. Infusion de feuilles de roses .....   300 gr.
      Extrait de ratanhia. ...........    10 —
      Alcoolature de cochléaria. .......    75 —

Nº 2. Teinture de ratanhia ........  ⎰
      —       de myrrhe. ........  ⎱ āā 5 gr.
      —       d'iode. ..............    1 —
```

Gingivite hypertrophique. — Enlèvement méthodique et complet du tartre.

Cautérisation des parties hypertrophiées au thermo-cautère.

Gingivite phlegmoneuse. — Nettoyage vigoureux des dents, pour enlever aussi complètement que possible le tartre. Introduire l'instrument profondément, entre les dents et la gencive.

Enlèvement des racines inutiles ou nuisibles.

S'il y a des douleurs, badigeonner avec :

```
Nº 1. Teinture d'iode ...............    3 gr.
      Acide phénique. ..............    1 —
      Glycérine. ...................    5 —

Nº 2. Teinture d'aconit.................  ⎰
      —     d'opium...... ..........  ⎱ āā 2 gr.
      Chloroforme.......... ... ....  ⎰
      Teinture de benjoin............  ⎱ āā 4 —
```

Gingivite mercurielle. — 1º Suppression de la cause.

2º Gargarismes avec :

```
      Chlorate de potasse...............   10 gr.
      Laudanum de Sydenham...........    1 —
      Hydrolat de laurier-cerise.........   15 —
      Eau distillée .....................  150 —
```

GINGIVITE EXPULSIVE.

Arm. Després.

I. TRAITEMENT PRÉVENTIF. — Il consiste à faire de la place aux dents de sagesse et, pour cela, il faut sacrifier les premières ou deuxièmes petites molaires de chaque mâchoire.

La dent doit être arrachée de bonne heure, alors que la gingivite est à son début, c'est-à-dire, lorsque les gencives commencent à se tuméfier, dans les trois premiers mois de la maladie, par conséquent.

Ce traitement, appliqué à temps, sauve les canines et les incisives et met souvent les molaires à l'abri de la maladie.

II. TRAITEMENT PALLIATIF. — Cautérisation de la dent déchaussée, à l'aide de l'acide chromique.

III. TRAITEMENT CURATIF. — Il n'en existe point.

A. Broca.

Si la bouche est malpropre, si les gencives sont congestionnées, conseiller la poudre dentifrice suivante :

Bicarbonate de soude............	10 gr.
Magnésie calcinée.............	} ââ 25 —
Craie lavée.................	
Salol......................	6 —
Acide thymique.......... ...	1 —
Carmin...................	} Q. S.
Essence de menthe...........	

M. s. a.

Magitot.

Périodontite expulsive ou ostéo-périostite alvéolo-dentaire. — I. PROPHYLAXIE. — 1° Observation rigoureuse de l'hygiène buccale(1). Soins de propreté. Éviter l'accumulation du tartre.

2° Traiter les dents cariées.

II. TRAITEMENT LOCAL. — 1° Applications périodiques, répétées tous les six ou huit jours, d'acide chromique solide ou déliquescent, à l'aide d'une baguette de bois, taillée à plat, portant quelques cristaux ou une goutte d'acide déliquescent, introduite au collet entre la dent et la gencive.

2° Emploi habituel du chlorate de potasse, à la dose de 1 à 4 grammes par jour, sous forme de pastilles de 25 centigrammes chacune ou, en cas de contre-indications, application de cette substance en topique extérieur.

3° Antiphlogistiques locaux, sangsues ou scarifications des gencives, dans le cas d'hyperémie ou de congestion plus ou moins vive des parties.

III. TRAITEMENT GÉNÉRAL. — Prescrire les purgatifs et les dérivatifs cutanés ou intestinaux.

IV. RÉGIME. — Prescription de certaines règles d'hygiène ou de régime appropriées (régime doux, herbacé).

Ostéo-périostite alvéolo-dentaire subaiguë. — TRAITEMENT MÉDICAL. — Prescrire des bains de bouche avec des décoctions de guimauve ou de pavot.

Faire des attouchements sur la gencive avec la teinture d'iode, ou l'acide chromique pur.

Ce médicament prend une place de plus en plus importante, à côté des caustiques énergiques plus anciennement connus.

Cet acide est un caustique énergique, qui, manié avec prudence, est appelé à rendre des services, principalement, dans certaines affections chroniques du bord alvéolaire. On rencontre dans l'acide chromique du commerce de nombreuses impuretés, parmi

(1) Voyez *Hygiène buccale*, p. 166.

lesquelles se trouvent l'acide sulfurique et l'arsenic. Il est indispensable de ne faire usage que d'acide chromique chimiquement pur, car la présence de l'acide sulfurique et de l'arsenic peut rendre les cautérisations extrêmement douloureuses, et qu'en outre les plus petites quantités d'arsenic peuvent occasionner des phénomènes graves, surtout lorsque les cautérisations sont répétées sur de larges surfaces.

L'acide chromique doit s'employer aussi sec que possible, et l'on doit surtout rejeter les solutions alcooliques. La salive renfermant de petites quantités du caustique peut être avalée impunément.

Dans les cas où la périostite est consécutive à une carie, l'emploi des opiacés en pansement réussit très bien. Introduire dans la cavité dentaire une petite boulette de coton hydrophile, imbibée soigneusement de laudanum et pas trop serrée.

Ostéo-périostite alvéolo-dentaire aiguë. — I. TRAITEMENT LOCAL. — Les bains de bouche sont mal supportés à cette époque. On les remplacera par des applications permanentes de cataplasmes sur la joue, par l'emploi de révulsifs, tels que pointes de feu légères et multiples sur toute la hauteur de l'alvéole, de sangsues, de scarifications sur la gencive.

Le chlorate de potasse, donné concurremment avec ces divers moyens, a une action utile manifeste.

Laver la bouche avec le gargarisme suivant :

Acide borique......................	10 gr.
Alcool rectifié......................	50 —
Eau distillée......................	300 —

Mêler.

Introduire dans la poche purulente, entre les dents et les gencives atteintes, quelques gouttes de l'un des liquides suivants :

Nº 1. Acide phénique......................... } àd 5 gr.
       Éther sulfurique...................... }
       Alcool rectifié........................ 10 —

Mêler.

Nº 2. Sublimé........................... ..... 0 gr. 50
       Eau distillée......................... 1000 —

Mêler.

II. TRAITEMENT GÉNÉRAL. — Les purgatifs, donnés comme révulsifs intestinaux, sont d'une médiocre et très contestable utilité.

Ostéo-périostite chronique. — I. TRAITEMENT PALLIATIF. — On obtient souvent la guérison d'une périostite chronique, au bout d'un temps fort long, il est vrai, par la formation d'une fistule à la gencive ou par l'établissement d'un drainage permanent.

On pratique une perforation allant de la gencive à la cavité pulpaire, ou bien on laisse dans l'épaisseur de l'obturation un drain fait à l'aide d'une sonde laissée en place pendant le foulage de la matière obturatrice.

Il peut arriver toutefois que l'amélioration soit fort peu sensible, la dent reste douloureuse et la gencive est fréquemment le siège de petits abcès. Dans ce cas, il est nécessaire de recourir à un traitement plus radical.

II. TRAITEMENT CURATIF. — Il consiste dans l'avulsion de la dent et dans sa réimplantation immédiate, après résection de la portion nécrosée.

Galippe.

I. TRAITEMENT PROPHYLACTIQUE. — Hygiène buccale sévère.

Traiter la diathèse en cause.

II. TRAITEMENT CURATIF. — Détruire la muqueuse

gingivale sur toute la hauteur où le rebord alvéolaire est résorbé, afin de supprimer les clapiers qui peuvent exister.

Faire la désinfection de ces clapiers, à l'aide d'antiseptiques (sublimé à 3/1000).

Introduire dans la poche alvéolaire quelques gouttes du liquide suivant :

Bichlorure de mercure . . . .   2 gr.
Eau distillée . . . .   1000 —

M. s. a.

Cruet.

La méthode la meilleure et la plus rapide est l'excision, combinée avec la cautérisation énergique qui mérite le nom de *méthode chirurgicale*.

Avec une paire de ciseaux droits et aigus, dont l'une des branches est introduite entre la gencive et la dent, faire une section verticale de la gencive, remontant jusqu'au fond du sillon de décollement.

Avec des ciseaux courbes, sectionner les lambeaux latéraux, le plus près possible de la limite du décollement. Le galvano-cautère, énergiquement promené sur les bords de la plaie, fait le reste.

C'est, en réalité, une véritable opération chirurgicale et cela se fait tellement comme une opération chirurgicale que, lorsqu'il s'agit d'une, de deux ou même de trois dents, ce qui est assez fréquent, on peut tout faire le même jour et en quelques instants.

Dubois.

Périodontite expulsive. — Enduire les gencives deux fois par jour au début, une fois par jour ensuite, pendant deux mois au besoin, avec l'une des préparations suivantes :

No 1. Tannin . . . . 2 gr.
    Glycérine . . . . 10 —
    Alcoolat de cochléaria . . . . 10 —
    Essence de menthe ou d'anis . . . . . II gouttes
M.

No 2. Acide borique . . . . 10 gr.
    Résorcine . . . . 1 —
    Glycérine . . . . 10 —
    Essence de menthe ou d'anis . . . . X gouttes

M.

Ostéo-périostite alvéolo-dentaire aiguë. — Faire des badigeonnages avec la teinture d'aconitine ou la teinture de napelline :

No 1. Azotate d'aconitine . . . . 0 gr. 05
    Alcool à 90° . . . . 30 —

No 2. Napelline . . . . 0 gr. 10
    Alcool à 90° . . . . 30 —

Mélanger l'une ou l'autre de ces teintures avec parties égales de teinture d'iode.

Ces badigeonnages ne doivent pas être confiés au malade.

G. Viau.

Prescrire des gargarismes avec :

Menthol . . . . } ââ 5 gr.
Phénol cristallisé . . . . }
Glycérine neutre . . . . 20 —
Alcool absolu . . . . 40 —
Eau stérilisée . . . . 500 —

M.

Laver la bouche et faire des irrigations soignées. Immédiatement après, introduire entre les dents

ébranlées et les gencives, quelques gouttes du mélange suivant :

Chlorure de zinc	0 gr. 25
Phénate de cocaïne	0 — 50
Chloral	
Menthol	} āā 2 —

Faire ces lavages et ces pansements tous les jours.

GLOSSITE.

Alfred Fournier.

Glossite syphilitique tertiaire. — Pratiquer des
injections sous-cutanées de calomel ; injecter 5 centigrammes seulement de calomel et ne pas aller jusqu'à 10. On a vu, en effet, des intoxications avec
10 centigrammes de calomel.

Comme l'injection mercurielle sous la peau permet
au sujet de conserver une provision de mercure qu'il
absorbe peu à peu, il suffira de renouveler cette provision, et si on ne donne que 5 centigrammes, faire
des injections hebdomadaires au lieu de les pratiquer
bi-mensuelles à 10 centigrammes (1).

Glossite scléreuse. — Le traitement spécifique
reste sans résultat sur cette variété de glossite, alors
qu'il donne de bons résultats dans le traitement des
syphilides gommeuses (2).

Au début, on peut obtenir une certaine amélioration,
plus tard on n'obtient rien. Les îlots de sclérose ne
sont plus susceptibles de régression.

Glossite exfoliatrice marginée. — I. TRAITEMENT
LOCAL. — Il faudrait peut-être revenir au soufre ou

(1) Voyez *Syphilis buccale*, p. 247.
(2) Voyez *Gommes palatines*, p. 155.

à un de ses composés, qui paraît avoir donné quelques résultats dans certains cas.

Si les dents sont mauvaises, il est indispensable de les soigner tout d'abord et d'entretenir une propreté absolue de la bouche.

L'anatomie pathologique, bien que très incomplète, donne tout lieu de croire à l'inflammation superficielle du derme, ce qui est une indication de prescrire les gargarismes émollients et les pulvérisations.

Il est urgent, pour le même motif, de supprimer d'une façon absolue toutes les causes irritantes : tabac, épices, alcool, etc.

II. TRAITEMENT GÉNÉRAL. — Il s'adressera à la constitution pathologique du sujet.

III. TRAITEMENT CHIRURGICAL. — Si le malade exigeait absolument une intervention, on pourrait faire quelques légères scarifications de la langue.

E. Besnier.

Glossite exfoliatrice marginée ou eczéma de la langue. — Certaines lésions de la langue, caractérisées par une desquamation de la muqueuse, formant des plaques plus ou moins arrondies, peuvent être traitées par les pommades, comme des lésions cutanées.

Faire la prescription suivante :

Chlorhydrate de cocaïne.	0 gr. 05
Baume du Pérou.	1 —
Acide borique en poudre.	1 —
Vaseline.	40 —

Mêler pour l'usage externe.

Appliquer cette pommade deux fois par jour, au moyen d'un pinceau, sur les parties malades.

Glossite psoriasiforme. — Si le psoriasis se montre

sous forme de plaques assez limitées, employer la formule :

Ichtyol.......................
Acide pyrogallique ....
— salicylique.......... } āā 5 gr.
— chrysophanique ......
Axonge .... 100 —

M. — Si cette pommade est bien supportée, diminuer
peu à peu la quantité d'axonge.

Ch. Mauriac.

Faire des gargarismes avec :

Borate de soude.............. 25 gr.
Eau distillée .... 1000 —

Prendre en outre, matin et soir, une cuillerée à bouche du sirop suivant :

Arséniate de soude.......... 0 gr. 10
Sirop de quinquina .... 400 —

Kirmisson.

1° *Cas légers.* — Gargarismes émollients, purgatifs,
sangsues à la région sus-hyoïdienne.

2° *Cas graves.* — Si le gonflement de l'organe devient tel qu'il y ait menace de suffocation, pratiquer,
à la surface de la langue, avec le bistouri, de profondes
incisions. Si l'on constate l'existence d'un abcès, il
faut l'ouvrir.

3° *Cas pressants.* — On est autorisé à pratiquer la
trachéotomie.

A. Broca.

Glossite chez l'enfant. — 1° *Cas légers.* — O fera

sucer de petits morceaux de glace, des pastilles de chlorate de potasse, de soude.

Cas graves. — Pratiquer des scarifications sur la langue.

S'il se forme un abcès, l'inciser.

Le Gendre.

Glossite gommeuse. — I. TRAITEMENT LOCAL. — Il est à peu près inutile.

II. TRAITEMENT GÉNÉRAL. — Iodure de potassium.

Viau.

1o *Cas légers.* — Prescrire un gargarisme émollient :

Acide tannique	0 gr. 50
Carbonate de potasse	1 —
Eau distillée.	100 —

Contre l'état congestif, ordonner le gargarisme suivant :

Décoction d'écorces de chêne. . . .	240 gr.
Vinaigre aromatique.	40 —

2o *Cas graves.* — Faire des scarifications profondes. En cas d'abcès, donner issue au pus le plus tôt possible.

GLOSSODYNIE.

Constantin Paul.

1. TRAITEMENT LOCAL. — Faire des attouchements avec :

Chlorhydrate de cocaïne	0 gr. 10
Eau distillée	10 —

Au besoin, on pratiquera quelques cautérisations au thermocautère.

II. Traitement général. — Administrer le bromure de potassium.

Donner des purgatifs salins.

GOMMES PALATINES.

Alfred Fournier.

I. Traitement général. — Aussitôt que possible, et sans hésitations, donner l'iodure de potassium à doses massives, 4 grammes dès le premier jour et augmenter de 1 gramme par jour, jusqu'à 8 et 10 grammes.

II. Traitement local. — Si la gomme est ouverte :

1° Badigeonner les ulcérations avec de la teinture d'iode. Employer un pinceau à aquarelle, qu'on passera deux à trois fois sur l'ulcération ; on répétera cette manœuvre deux ou trois fois par jour.

2° Pendant la période de crudité, nettoyer la région à l'aide de gargarismes émollients.

3° Modifier l'état des ulcérations, à l'aide de gargarismes avec la solution suivante :

> Iodure de potassium. . . . . 2 à 4 gr.
> Teinture d'iode. . . . . 4 —
> Eau distillée. . . . . 250 —

Dix fois par jour.

4° Faire des pulvérisations avec ces mêmes liquides.

Si l'ulcération est détergée, suspendre le traitement.

Toucher la région malade au nitrate d'argent, tous les quatre ou cinq jours.

GREFFE DENTAIRE.

Magitot.

On peut classer méthodiquement les diverses opérations de greffe dentaire (1) de la manière suivante :

Greffe dentaire.	par restitution.	immédiate	sans perte de substance.	
			avec perte de substance.	accidentelle. intentionnelle.
		tardive	sans perte de substance.	
			avec perte de substance.	
	par transplantation.	d'un individu à lui-même	dents semblables. dents dissemblables.	
		d'un individu à un autre de même espèce.		
		d'un individu à un autre d'espèce différente.		
	hétérotopique.	greffes de follicules.		
		greffés de dents adultes.		

La greffe par restitution avec perte de substance se divise en :

1° *Greffe immédiate;*

2° *Greffe tardive.*

Ces deux sortes de greffe ne diffèrent que par l'intervalle de temps plus ou moins considérable qui s'est écoulé, entre le moment de la séparation complète d'une dent et celui de sa réintégration dans l'alvéole. La durée de cet intervalle ne doit jamais dépasser six heures; et pendant ce temps, il faut maintenir la dent dans un milieu tiède et humide.

(1) Magitot, *Dict. des sciences médicales.*

Certains auteurs prétendent pourtant avoir fait des réimplantation plusieurs jours après l'extraction et avoir obtenu d'excellents résultats. Mais quand on résèque le sommet d'une dent, il vaut mieux ne pas dépasser le temps nécessaire à sa préparation (résection, obturation, etc.), et une des principales conditions du succès est la rapidité d'exécution.

Il n'existe donc, pour ainsi dire, dans la réimplantation, avec résection radiculaire, qu'une greffe, la greffe immédiate (1).

Aguilhon de Sarran.

Il existe plusieurs variétés de greffe dentaire, dont deux peuvent seules être pratiquées rationnellement sur l'homme : la réimplantation ou greffe par restitution; la transplantation ou greffe par emprunt.

1° *Réimplantation.* — Elle est presque seule employée. Elle peut se compliquer de deux difficultés assez sérieuses :

D'abord le diagnostic de la dent malade, surtout lorsqu'il s'agit d'une fistule cutanée;

Ensuite la réimplantation des molaires, quand les racines ont un diamètre plus considérable que l'ouverture de l'alvéole.

On serait exposé à de grands mécomptes, si l'on recherchait pour le premier cas une dent cariée. Il existe, en effet, des périostites sur les racines des dents dont la couronne est parfaitement saine. Dans ce cas, le sondage de la fistule offre des indications précieuses, car le malade se rend compte du trajet suivi par le cathéter et éprouve une sensation vive et très nette à la dent malade.

Dans le second cas, il est quelquefois nécessaire de sacrifier une racine divergente.

(1) Voyez *Réimplantation des dents*, p. 222.

Mais le succès de l'opération n'est en rien compromis par cette manœuvre, et on est surpris de voir se consolider des dents auxquelles il ne restait qu'une faible portion de leur périoste.

2° *Transplantation*. — Il est presque impossible de se procurer un organe par emprunt.

GRENOUILLETTE.

Verneuil.

Grenouillette sus-hyoïdienne. — Traverser la tumeur de part en part avec une aiguille armée d'un fil d'argent en double : il reste dans la tumeur deux fils.

En saisir un, et le tordre sur lui-même en étranglant la partie supérieure de la tumeur.

Faire la même chose avec l'autre fil, pour la partie inférieure.

Les parties étranglées de la paroi du kyste se sphacèlent et tombent au bout de quelques jours.

Cette méthode est une combinaison du séton et de l'excision.

Lannelongue.

Préférer l'excision à tous les autres procédés, qui, s'ils sont aussi efficaces, sont loin d'être aussi simples.

Le manuel opératoire est des plus faciles.

Un aide maintient solidement la tête du malade contre sa poitrine. Après lui avoir pincé le nez, pour lui faire ouvrir la bouche, on soulève avec une spatule l'extrémité de la langue et on l'applique autant que possible sur le palais, de façon à ce que la tumeur soit très apparente.

Le chirurgien la saisit alors avec une pince à

griffes, l'attire en haut le plus qu'il peut et avec des ciseaux courbes sur le plat, il excise une grande partie de la poche. Immédiatement le liquide s'échappe et la tumeur s'affaisse.

L'opération est alors terminée.

Dans la plupart des cas, ce traitement a suffi et la guérison a toujours été parfaite.

En enlevant une certaine partie de la paroi, on crée une ouverture fistuleuse assez large pour que les bords ne se trouvent point en contact et n'aient pas de tendance à se réunir.

D'ailleurs le passage permanent de la salive offre une garantie de plus et suffit à les empêcher de s'accoler.

Tel est le mécanisme de la guérison.

Tillaux.

Ouvrir la poche et évacuer le contenu.

1º Pour cela, introduire dans la partie saillante de la tumeur un tenaculum.

2º Avec les ciseaux courbes, enlever la portion ainsi prise dans le tenaculum.

3º Faire laver la bouche du malade.

Lorsque tout écoulement de sang a cessé, promener sur toute la surface interne de la poche un crayon de nitrate d'argent.

Quand les escarres sont détachées, renouveler la cautérisation deux ou trois fois.

Panas.

La guérison du kyste peut s'obtenir dans des cas où tout a échoué, par l'injection de VIII à X gouttes de solution concentrée de chlorure de zinc, sans ponction préalable.

Le Dentu.

1° *Instruments.* — Pour faire des injections avec du chlorure de zinc déliquescent, on se sert d'une seringue en gutta-percha et l'on règle la quantité de liquide à injecter, au moyen d'un curseur.

2° *Technique.* — Il faut avoir soin d'introduire la canule assez profondément et de pousser son extrémité jusqu'au centre de la poche, pour ne pas agir directement sur ses parois.

On voit au niveau de la piqûre une petite tache blanche. La chaleur s'étend, puis il se développe une douleur névralgiforme du côté de l'oreille, des mâchoires et dans quelques nerfs de la face. Il survient un gonflement œdémateux de la bouche, qui atteint son maximum en deux ou trois jours ; les phénomènes se calment et la guérison survient au bout d'une dizaine de jours.

Les quantités à injecter sont : demi-goutte pour les petites grenouillettes, I goutte pour les grenouillettes moyennes et II gouttes pour celles qui sont très développées.

Ne jamais injecter plus de II gouttes de chlorure de zinc.

La réaction produite est souvent très vive.

La douleur qui suit l'injection est une circonstance fâcheuse, à cause de son intensité toujours très grande.

3° *Complications.* — La violence de l'inflammation, la possibilité de la suppuration du tissu extra-kystique, constituent des complications dont il faut tenir compte.

F. Terrier.

Si le liquide contenu dans la poche était de consistance très visqueuse, il faudrait pratiquer successivement :

1° L'incision ;

2° La cautérisation;
3° Le drainage.

Léon Labbé.

Employer la ponction, suivie d'une injection iodée.

Th. Anger.

Grenouillette aiguë sublinguale. — Les substances irritantes, employées sous forme d'injections, échouant le plus souvent contre la résistance qu'oppose à leur diffusion le liquide visqueux, auquel on les mélange, il faut substituer à ces substances le chlorure de zinc, un des caustiques les plus puissants dont dispose la chirurgie.

Injecter dans la poche, sans ponction préalable, I à II gouttes de chlorure de zinc déliquescent.

Celui-ci se répand dans le liquide, et par sa présence détermine une irritation des parois de la poche qui détermine sa rétraction et la guérison de la grenouillette.

Si le reproche qu'on fait à ce procédé d'être douloureux et de déterminer une vive inflammation est fondé, il faut reconnaître à cette méthode de traitement un double avantage : la facilité de son exécution et son efficacité.

Si ce procédé des injections modificatrices ne doit pas faire oublier celui de l'excision partielle suivie d'agents modificateurs, il mérite de conserver une grande place dans le traitement de la grenouillette aiguë.

Richelot.

Employer le chlorure de zinc, dans le cas de grenouillette volumineuse.

Injecter II gouttes de la substance irritante, sans évacuation préalable du liquide kystique.

La guérison peut être obtenue en huit ou dix jours.

Felizet.

Pour obtenir la cure radicale, extirper la totalité de la tumeur par la voie buccale.

Premier temps. — Anesthésie par la cocaïne : injection, dans la muqueuse buccale, au niveau de la tumeur, de XII gouttes d'une solution de cocaïne au 1/20.

Deuxième temps. — Injection interstitielle de 8 à 10 centimètres cubes d'eau boriquée dans la muqueuse, autour du kyste. Cette injection distend les mailles de la muqueuse autour du kyste, rend la tumeur plus visible et énucléable.

Troisième temps. — La muqueuse est entamée avec les ciseaux ; la grenouillette fait saillie entre les lèvres de l'incision, on commence à la décoller avec l'ongle.

Lorsqu'une certaine portion de la tumeur a été ainsi attirée au dehors, on l'excise, le contenu du kyste s'écoule et est remplacé par une petite éponge pour le distendre.

Une fois la poche réduite à un moindre volume, on la referme à l'aide d'une pince, le décollement est continué jusqu'à dissection complète, quels que soient le volume et la direction du pédicule.

Verchère.

I. TRAITEMENT CHIRURGICAL. — Ponction de la tumeur avec une seringue de Pravaz.

Laisser l'aiguille en place, puis remplir la seringue d'une solution de cocaïne à 10 pour 100, et en introduire une demi-seringue dans la poche kystique.

Au bout de quatre minutes, procéder lentement à l'injection de la solution de chlorure de zinc à 1/10.

Prescrire au malade un silence relatif pendant les deux jours qui suivent l'opération.

II. RÉGIME. — Éviter les aliments qui exigent une mastication prolongée et active.

HÉMIATROPHIE LINGUALE SYPHILITIQUE.

Ch. Mauriac.

L'hémiatrophie linguale n'a guère été jusqu'ici signalée que dans le cours de l'ataxie locomotrice.

Elle peut survenir au cours d'encéphalopathies syphilitiques, en même temps qu'une hémiplégie incomplète et la paralysie du moteur oculaire externe du même côté.

Le traitement spécifique a une action favorable, qui montre bien la nature première des lésions dont la localisation exacte serait bien difficile.

HÉMORRAGIES DENTAIRES.

Magitot.

Hémorragies alvéolo-dentaires. — Mélanger de la charpie et du coton avec de la gutta-percha et introduire une boulette de ce mélange dans la cavité alvéolo-dentaire.

Maintenir cette boulette au moyen d'une plaque de gutta-percha qui se moule sur la mâchoire.

Viau.

Hémorragies consécutives à l'avulsion des dents. — Employer la poudre styptique suivante :

Alun . . . .
Tannin . . . . } àà 5 gr.
Cachou . . . .

On peut la remplacer par le gargarisme hémostatique suivant :

Chloroforme . . . . 4 gr.
Acide tannique . . . . 2 —
Teinture de ratanhia. . . . . } àà 15 —
Alcoolat de menthe . . . . }
Eau distillée . . . . 500 —

HERPÈS DE LA FACE.

J. Comby.

I. TRAITEMENT LOCAL. — Panser les croûtes avec :

Glycérine . . . . 30 gr.
Salicylate de bismuth . . . . . . } àà 10 —
Oxyde de zinc. . . . . }

II. TRAITEMENT GÉNÉRAL. — Donner des purgatifs : huile de ricin ou scammonée.

HERPÈS DU PHARYNX.

Tennesson.

L'herpès peut siéger comme manifestation primitive
sur l'isthme du pharynx, le voile du palais, les piliers,
les amygdales. Il forme des vésicules, grosses comme
un grain de millet, éphémères, laissant après elles de
petites taches épithéliales, blanches comme du lait,
régulièrement arrondies, simulant un exsudat diphtérique.

Si l'on est appelé à temps pour voir les vésicules

transparentes de l'herpès, le diagnostic est certain, mais si les vésicules ont passé et que seules subsistent les taches, le diagnostic est fort délicat.

Le mieux est d'attendre et de se borner, pour commencer, à des gargarismes émollients, à des pulvérisations; si c'est de l'herpès, on ne tardera pas à être éclairé et ce traitement simple est encore le meilleur, s'il s'agit d'une angine diphtérique.

HÉTÉROTOPIE DENTAIRE.

Magitot.

Les anomalies du siège des dents n'offrent que peu d'indications thérapeutiques.

Transposition dentaire. — Dans les cas de transposition simple, il n'est besoin d'aucune intervention.

Hétérotopie au voisinage des mâchoires. — Les dents hétérotopiées au voisinage des mâchoires peuvent devenir gênantes.

L'extirpation, généralement facile, sera tout indiquée.

Hétérotopie siégeant en un point quelconque du corps. — Lorsqu'il y a hétérotopie en un point quelconque du corps, avec ou sans production de lésions concomitantes (kyste dermoïde, abcès, etc.), il faut traiter ces diverses altérations et l'hétérotopie dentaire n'est plus en somme qu'un élément accessoire.

HYDROA BUCCAL.

Alfred Fournier.

L'hydroa buccal simule bien souvent la syphilis et peut être, pour le médecin, une source d'erreurs.

Il faut examiner attentivement le malade et rechercher avec soin la trace des petites bulles d'érythème hydroïde sur le corps.

Il est inutile d'instituer aucun traitement.

Ch. Mauriac.

L'hydroa buccal se produit parfois chez des syphilitiques, ce qui rend le diagnostic très difficile. En thèse générale, il faut regarder ces lésions comme syphilitiques et leur appliquer, pendant les premières années, le traitement spécifique.

Plus tard, quand la syphilis est ancienne et a perdu son caractère contagieux, il faut s'abstenir de toute intervention.

HYGIÈNE BUCCALE.

Magitot.

L'hygiène de la bouche comprend :

1° L'étude des conditions qui peuvent déterminer l'altération des parties propres à cette région.

2° Le moyen d'éviter ou de lutter contre ces influences.

I. ÉTIOLOGIE DES ALTÉRATIONS DE LA BOUCHE ET DES DENTS. — Les causes d'altérations sont nombreuses et peuvent être rangées sous deux chefs : causes générales et causes locales.

1° *Causes générales.* — A. L'*hérédité ethnique* joue un certain rôle dans la prédisposition toute spéciale que présentent certaines races aux affections de la bouche.

Les dolichocéphales, en France, semblent particulièrement voués à la carie dentaire, tandis que les brachycéphales ont une dentition robuste et résistante.

B. L'*hérédité familiale* transmet certaines défectuosités accidentelles, parfois aussi une certaine altération de la salive, qui entraîne fatalement la carie dentaire.

C. *Certaines diathèses* retentissent sur l'état des dents.

L'arthritisme a un rôle manifeste dans le développement de la périostite alvéolo-dentaire.

D. *Certaines professions* ont une action prédisposante à la carie. Il est évident que les différentes industries où l'on manie des substances propres à détériorer la composition des dents ont une influence nuisible sur cet organe.

C'est ainsi qu'agissent l'industrie de la soude artificielle, l'industrie sucrière (la salive sans cesse imprégnée de particules sucrées entre en fermentation lactique, dont les produits de fermentation ont une action destructive manifeste sur la composition des dents).

Les tailleurs de verre de Baccarat, les tourneurs de cuivre seraient sujets à différentes variétés de gingivites.

Le phosphore enfin a une action bien connue sur les mâchoires (1).

E. *L'alimentation défectueuse*, *l'abus des substances sucrées*, les *aliments trop chauds* sont autant de causes d'altération des dents.

F. *Le tabac* donne lieu à la gingivite des fumeurs (2).

G. *La syphilis*, la *scrofule*, le *rachitisme* ont une action considérable sur la constitution des dents.

2° *Causes locales.* — La salive est normalement alcaline. C'est là une garantie contre la carie dentaire, mais au contact de l'air, la salive alcaline subit une sorte d'altération qui aboutit à la formation du tartre.

L'accumulation du tartre peut être un véritable danger pour les dents et la muqueuse.

(1) Voyez *Nécrose phosphorée*, p. 192.

(2) Voy. *Gingivite*, p. 140.

L'alcalinité de la salive est modifiée par de nombreuses circonstances.

La salive peut prendre une réaction acide, soit normalement chez certains individus, soit à la suite de fermentations salivaires dues à l'usage fréquent et répété de substances alimentaires et de boissons acides.

II. THÉRAPEUTIQUE PRÉVENTIVE DES ALTÉRATIONS DE LA BOUCHE ET DES DENTS. — A certaines causes générales, telles que les professions, l'alimentation, l'hygiène, on peut opposer des mesures prophylactiques, soit en éloignant de ces influences les individus particulièrement prédisposés, soit en neutralisant sur place les influences nocives.

Contre le rôle de l'hérédité de la race, des constitutions, des diathèses, on est à peu près désarmé et c'est en étudiant les conditions locales habituelles du milieu buccal qu'on peut tenter de remédier à une prédisposition naturelle.

Il faut, dans ce but, remplir différentes indications :

1º Restreindre autant que possible l'usage des aliments et des boissons acides;

2º Empêcher les fermentations alimentaires au moyen de lavages et de soins de propreté;

3º S'opposer à l'accumulation du tartre par l'usage de brosses douces;

4º Traiter les différentes affections au fur et à mesure qu'elles se développent;

5º Provoquer et maintenir l'état neutre de la salive avec légère prédominance de l'alcalinité à l'aide de divers dentifrices (1).

(1) Voir article *Dentifrices*, p. 100, et article *Antisepsie buccale*, p. 68.

HYPERESTHÉSIE DE LA DENTINE.

Magitot.

Prescrire :

Chloroforme. . . . . }
Laudanum de Sydenham. . . . . } àà 2 gr.
Teinture de benjoin. . . . .   8 —

HYPERTROPHIE DES AMYGDALES.

Verneuil.

En se conformant aux règles de l'ablation des amygdales, on peut éviter tous les accidents hémorragiques ou autres. Peu importe l'instrument qu'on emploie : bistouri ou amygdalotome.

Chez les adultes, les cautérisations sont préférables.

Marc Sée.

TRAITEMENT PAR L'AMYGDALOTOMIE. — 1° *Chez l'adulte*, l'amygdalotomie donne de très bons résultats, dans les cas d'hypertrophies volumineuses dures et sclérosées, car dans ces cas, il n'y a pas à craindre l'écoulement de sang.

L'amygdalotome qu'on manie avec les deux mains est préférable.

2° *Chez l'enfant*, il est bon de placer les deux amygdalotomes à la fois et d'opérer d'un coup.

Lucas-Championnière.

TRAITEMENT PAR L'AMYGDALOTOMIE. — 1° *Chez l'adulte*, il faut faire quelques réserves, car on peut produire de graves hémorragies consécutives. En tout cas, il est préférable de ne pas pratiquer une double amygdalotomie en une seule séance.

2° *Chez l'enfant*, l'amygdalotomie est sans inconvénient.

Constantin Paul.

Faire des attouchements sur les amygdales avec :

Iode métallique	1 gr.
Talc	2 —
Miel.	Q . S.

Monod.

S'il y a dans l'intérieur de l'amygdale, des concrétions calcaires qui soient de nature à s'opposer au jeu de la lame mobile de l'amygdalotome, inciser au bistouri.

On peut craindre l'hémorragie. Pour arrêter l'écoulement sanguin, faire ouvrir largement la bouche du malade. La respiration se trouve ainsi facilitée, et le sang cesse de couler.

Si l'hémorragie se prolonge, employer la glace; dans les cas graves, on a eu recours à la compression de l'amygdale, soit avec le doigt, soit avec la pince de Hatin, dont l'un des mors s'applique sur l'amygdale, tandis que l'autre presse sur la peau, dans un point correspondant.

E. Schwartz.

TRAITEMENT PAR L'AMYGDALOTOMIE. — L'hémorragie est rare chez les enfants, bien qu'elle soit fréquente dans les amygdalotomies faites sur l'adulte.

Il faut, en tout cas éviter de couper les amygdales enflammées et pour cela surveiller les malades pendant quelques jours avant l'opération.

L'hémorragie sera facilement arrêtée par quelques attouchements avec une solution hémostatique et l'usage de boissons glacées.

Quenu.

I. TRAITEMENT PAR L'AMYGDALOTOMIE. — L'amygdalotomie doit être repoussée, en raison des hémorragies auxquelles elle peut donner lieu.

II. TRAITEMENT PAR L'ABLATION AVEC LE THERMOCAUTÈRE. — Le thermocautère effraie les enfants et peut même déterminer des brûlures de voisinage.

III. TRAITEMENT PAR L'ABLATION AVEC LA GALVANO-PUNCTURE. — La galvano-puncture est de beaucoup supérieure. Elle permet de pénétrer plus profondément dans l'amygdale.

Elle est d'une application facile, ne nécessite pas l'emploi du chloroforme et surtout n'expose pas aux hémorragies.

Généralement les enfants sont dociles

Voici comment on procède.

1° *Soins préliminaires.* — Le galvano-cautère est placé sur une table à côté de l'opérateur et réglé de manière à porter le couteau au rouge vif.

Le sujet est assis en face du jour et placé comme pour l'examen laryngoscopique, la tête fixée par un aide et la gorge bien éclairée.

2° *Technique de l'opération.* — a) *Première séance.* — L'opérateur, assis en face de l'opéré, déprime de la main gauche la langue, avec un abaisse-langue ordinaire, coudé à angle droit, et, tenant la manette de la main droite, procède à la cautérisation des amygdales.

Après avoir essuyé l'amygdale, avec un peu de coton hydrophile monté sur une pince, il porte le cautère, à froid, sur l'amygdale; une simple pression sur la pédale suffit pour porter au rouge vif le petit cautère.

On enfonce alors celui-ci en plein tissu amygdalien ; généralement, dans la première séance, on use du cautère en pointe, avec lequel, il est facile de pénétrer jusqu'au centre de l'organe et de le sectionner comme avec un couteau. Il faut avoir soin, en retirant le cautère, de continuer à le chauffer légèrement, afin de le dégager des petites escarres qui lui adhèrent. Si on ne prenait pas cette précaution, on produirait des déchirures très douloureuses de l'amygdale. On fait ainsi dans chacune de ces glandes, de deux à quatre cautérisations profondes, suivant le volume de l'organe.

Au bout de huit ou quinze jours, les escarres sont tombées et l'amygdale paraît divisée en trois, quatre ou cinq segments superposés et séparés les uns des autres par des sillons profonds.

b) *Deuxième séance et suivantes.* — Dans la deuxième séance et dans celles qui suivent, on se sert du cautère en spirale, avec lequel on détruit tous les mamelons formés par les cautérisations précédentes.

Généralement, il suffit de trois ou quatre séances, espacées de huit ou quinze jours, pour détruire chaque amygdale.

La cicatrisation est obtenue en douze à quinze jours, sans aucun accident.

La dernière séance est consacrée à la toilette de l'amygdale, qui consiste à égaliser, avec le couteau en spirale, la fossette provenant de la destruction de la glande.

Quelquefois, on est obligé de la faire tout de suite ; mais, quand cela est possible, il est préférable de la renvoyer à un mois, pour permettre à la rétraction cicatricielle de s'opérer.

J. Comby.

I. Traitement médical. — 1° Prescrire les pulvérisations d'eaux sulfureuses.

2° Gargarismes avec une solution d'alun ou de chlorate de potasse :

```
N° 1. Alun . . . . . . . . . . . . . . . . . . . . .      5 gr.
      Roses de Provins . . . . . . . . . . . .     10  —
      Miel rosat . . . . . . . . . . . . . . . . .     40  —
      Eau bouillante . . . . . . . . . . . . . .    200  —

N° 2. Chlorate de potasse . . . . . . . . . . .      5 gr.
      Sirop de mûres. . . . . . . . . . . . . .     40  —
      Décoction de feuilles de ronces . . . .    160  —
```

3° Badigeonnages de teinture d'iode, tous les deux ou trois jours, ou bien attouchements avec le chlorure de zinc, d'après la formule suivante :

```
      Eau distillée. . . . . . . . . . . . . . . . .    100 gr.
      Chlorure de zinc . . . . . . . . . . . . . .      1  —
```

II. Traitement chirurgical. — Lorsque l'hypertrophie est considérable, il faut s'adresser aux moyens chirurgicaux.

1° *Ignipuncture.* — Dans le cas d'amygdales enchatonnées, on pratiquera l'*ignipuncture*, à l'aide du thermocautère ou du galvanocautère, après cocaïnisation de la région.

2° *Amygdalotomie.* — En général, il est préférable chez l'enfant d'avoir recours à l'*amygdalotomie*, en opérant toutefois en dehors des poussées aiguës.

L'hémorragie sera arrêtée par la compression de l'amygdale, à l'aide d'un petit tampon de ouate hydrophile.

Repos à la chambre, les jours suivants. Lait pour toute alimentation.

10.

III. TRAITEMENT GÉNÉRAL. — Usage prolongé de l'huile de foie de morue.

Sirop antiscorbutique. Eaux sulfureuses et arsenicales.

IV. TRAITEMENT HYGIÉNIQUE. — Éviter les refroidissements, qui causent les exacerbations aiguës.

A. Broca.

On pratiquera *l'amygdalotomie* ou la *cautérisation ignée*, qu'il s'agisse de la forme dure ou de la forme molle d'hypertrophie.

I. TRAITEMENT PAR L'AMYGDALOTOMIE. — *1o Instruments.* — On peut se servir du bistouri boutonné à long manche ou de l'amygdalotome.

2o Technique. — a) *Avec le bistouri :* l'amygdale est prise avec une pince de Museux à dents latérales et elle est attirée en dedans, puis, de bas en haut, on incise l'amygdale.

L'inconvénient de ce procédé est d'exposer à la prise avec une blessure des piliers, ou de la base de la langue.

Toutefois, il est seul applicable aux amygdales enchatonnées.

b) *Avec l'amygdalotome :* on se servira de préférence de l'appareil de Fahnestock.

S'il y a lieu de retrancher les deux amygdales, il est préférable de pratiquer les deux opérations le même jour.

Au besoin, si l'enfant est indocile, on lui donnera du chloroforme.

II. TRAITEMENT PAR LA CAUTÉRISATION IGNÉE. — Elle se pratique soit avec l'anse galvanique soit avec le thermocautère.

1o L'anse galvanique a l'avantage de rayonner moins et surtout de pouvoir être introduite froide, jusqu'au contact de l'amygdale, mais le maniement de l'instrument demande une certaine habitude.

2° Le *thermocautère* sera en général employé de préférence.

L'amygdale, dans les deux cas, devra être attaquée profondément.

Prescrire, pour les jours suivants, des gargarismes antiseptiques à l'acide borique ou au chloral à 1 pour 100.

HYPERTROPHIE DE LA LANGUE.

De Saint-Germain.

Hypertrophie légère. — On se contentera d'éviter les causes qui favorisent le prolapsus de la langue. La bouche sera tenue fermée et les mâchoires rapprochées entre les repas, au moyen d'une bande.

Hypertrophie prononcée. — On peut avoir recours à la compression ou à l'ablation.

I. TRAITEMENT PAR LA COMPRESSION. — Difficile à appliquer, il consiste à introduire la tumeur dans un sachet de toile fixé en arrière de la nuque par des cordons ou bien à appliquer un bandage compressif méthodique.

II. TRAITEMENT PAR L'ABLATION. — L'ablation se pratique de plusieurs façons.

En général, il suffit de retrancher la portion de la langue qui fait saillie en dehors. Le sillon formé par les arcades dentaires servira de limites.

L'extirpation peut se faire simplement au bistouri, mais on s'expose ainsi à de graves hémorragies.

Aussi, est-il préférable d'appliquer la chaîne de l'écraseur linéaire sur la langue au niveau des dents. La portion prolabante est enlevée et la surface de section modifiée avec du chloral.

La guérison obtenue, il sera utile de procéder au redressement des dents.

HYPERTROPHIE DES LÈVRES.

A. Broca.

Hypertrophie congénitale. — La compression est inefficace.

Pratiquer l'excision au bistouri, en enlevant un coin transversal à base supérieure, entre la peau et la muqueuse.

Ne pas oublier que l'asepsie des lignes de suture est ici difficile à obtenir, et que l'infection est à redouter, en raison de sa propagation facile par les lymphatiques.

IMPÉTIGO DE LA BOUCHE.

Hallopeau.

Impétigo des lèvres. — Faire des scarifications, pratiquées d'après la méthode de Vidal, et suivies d'applications de pommade boriquée.

Tenneson.

Impétigo de la muqueuse buccale. — 1º Faire des badigeonnages avec :

    Acide lactique................ 10 gr.
    Eau distillée................ 30 —

2º Prescrire des bains de bouche avec :
Eau boriquée à 1/100 ;
— chloralée à 1/300 ;
Sublimé en solution à 1/3000.

Marfan.

Impétigo de la muqueuse buccale. — Appliquer le collutoire suivant :

Eau distillée.	900 gr.
Glycérine.	100 —
Acide phénique neigeux	2 —
Thymate de soude.	0 — 20

INSUFFISANCE VÉLO-PALATINE.

Lermoyez.

Toute lésion du voile du palais l'empêchant de remplir sa fonction, c'est-à-dire de fermer l'espace nasopharyngien, rentre dans ce qu'on pourrait appeler l'insuffisance vélo-palatine, par analogie avec l'insuffisance des valvules du cœur. Pourtant, il faut réserver ce nom à une malformation congénitale, consistant dans la brièveté du voile par arrêt de développement.

Cette insuffisance détermine des troubles de déglutition et de phonation.

Le nasillement est général chez tous les malades atteints d'insuffisance vélo-palatine. C'est la *rhinolalie* ouverte de Kussmaul.

I. TRAITEMENT MÉDICAL. — Le traitement médical est nul, c'est aux différents moyens de correction qu'on aura recours.

II. TRAITEMENT ORTHOPHONIQUE. — Les résultats n'en sont pas très remarquables. On déclarera au malade qu'il est impossible de faire disparaître le nasillement, mais on pourra rendre sa voix intelligible, en lui apprenant à respirer méthodiquement, à ne laisser échapper l'air que par la bouche. On lui apprendra d'abord à prononcer les voyelles, puis les consonnes, en commençant par celles qu'il peut le mieux prononcer. Le traitement dure deux mois environ, pendant lesquels le malade doit en dehors des leçons garder le silence, pour ne pas perdre le fruit du travail acquis.

III. TRAITEMENT PROTHÉTIQUE. — On emploiera un voile artificiel, grâce auquel la voix peut prendre une correction surprenante. Le résultat est meilleur et plus rapide qu'avec le traitement orthophonique.

Le défaut des appareils prothétiques est que, prenant leur point d'appui sur les dents, ils les ébranlent à la longue et en amènent la chute. Parfois aussi il sont d'un port gênant, qui fait que le malade préfère renoncer à leur emploi.

IV. TRAITEMENT CHIRURGICAL. — Le but de l'opération est d'amener l'occlusion partielle du pharynx. Pour cela, il faut établir une adhérence artificielle du voile du palais à la paroi pharyngienne, assez étendue pour que le malade en retire bénéfice, assez restreinte pour qu'il n'en résulte pas d'inconvénients. L'idéal serait de rendre possible l'occlusion du pharynx par la contraction des muscles des voiles du palais, tout en permettant toujours à l'air de passer par les narines pendant que les muscles sont relâchés.

Les opérations tentées dans ce but par Passavant n'ont donné que des résultats insuffisants et le soulagement d'une infirmité aussi grave est bien difficile à obtenir. Les opérations de Passavant transforment en *rhinolalie* fermée la rhinolalie ouverte et tandis que celle-ci est sans inconvénient pour la santé générale, l'autre entraîne toute une série de maux.

IRRITATION GINGIVALE.

E. Besnier.

Attouchements, trois ou quatre fois par jour, avec le doigt trempé dans la solution suivante :

Glycérine.	10 gr.
Eau distillée.	10 —
Bromure de potassium.	1 —
Chlorhydrate de cocaïne.	0 — 10

KYSTES DENTAIRES.

Magitot.

Kystes folliculaires. — Le mécanisme de ces kystes s'explique par trois processus différents qui sont :

1° Plusieurs follicules sont simultanément le siège de transformation kystique et la masse comprend un nombre de loges égal à celui des follicules affectés.

2° Un follicule isolé, affecté de maladie kystique, se cloisonne intérieurement en un nombre variable de loges, soit communicantes, soit distinctes.

3° Enfin, une masse kystique, composée d'un nombre quelconque de loges, résulte de l'hypergénèse de follicules frappés simultanément du même trouble de nutrition.

KYSTES DE LA LANGUE.

Lannelongue.

Kystes hydatiques. — Pratiquer l'extirpation. La langue étant relevée par un aide, faire une incision sur la face inférieure de la muqueuse, au niveau de la tumeur; par la pression, on fait saillir la tumeur entre les lèvres de la plaie et à l'aide d'une pince et d'une sonde cannelée, on fait l'énucléation du kyste.

A. Broca.

Kystes dermoïdes. — Ils ne guérissent que par l'extirpation totale de la poche.

Kystes salivaires. — On peut agir contre eux, soit par l'extirpation totale, soit par l'excision de la partie saillante, avec cautérisation du reste de la paroi au nitrate d'argent.

KYSTES DU PLANCHER DE LA BOUCHE.

S. Duplay.

Kystes dermoïdes. — L'extirpation est nécessaire, mais elle doit être complète, car si on laisse, une fraction, si petite qu'elle soit, du revêtement cutané du kyste, la secrétion aura une fistule intarissable, qui exigera une nouvelle intervention.

L'opération doit se faire par la région sus-hyoïdienne, lorsque le kyste proémine de ce côté; s'il s'étend également des deux côtés, on aura à choisir entre la voie sus-hyoïdienne et la voie buccale. La première est préférable, parce que d'une part l'opération est ainsi rendue plus facile et offre moins d'inconvénients que par la bouche, car on laisse ainsi une large cavité, dont on ne peut rapprocher les parois et dans laquelle s'accumulent les produits de sécrétion, ce qui oblige souvent à une contre-ouverture déclive sus-hyoïdienne.

L'extirpation est en général facile, en raison du peu d'adhérence de ces kystes. Le revêtement cutané du kyste envoie souvent des prolongements, qu'il faut suivre et extirper avec soin; au besoin, on ruginera l'os.

Kystes liquides. — Voir *Grenouillette*, p. 158.

Ch. Monod.

Kystes dermoïdes. — Le traitement diffère suivant la variété de tumeur à laquelle il s'adresse.

Pour les kystes médians, qui font saillie à la région sus-hyoïdienne, l'opération par la voie cutanée est indiquée. L'on donnera encore la préférence à l'incision extérieure, dans les kystes médians, où la saillie est surtout prononcée du côté de la bouche. Toutefois, la voie buccale donne de bons résultats et permet d'éviter une cicatrice.

Pour les kystes latéraux, la voie sus-hyoïdienne ne peut être recommandée que si la tumeur est volumineuse et ne proémine pas du côté de la bouche. Sinon, la voie buccale est préférable.

Faire suivre l'extirpation du kyste d'une cautérisation énergique de la poche avec le chlorure de zinc liquide.

Gérard-Marchant.

Kystes dermoïdes. — La voie sus-hyoïdienne est préférable, lorsque la tumeur est un peu volumineuse. On peut d'ailleurs ne faire qu'une très petite incision cutanée, par laquelle on fera sortir le contenu et le contenant.

Lorsqu'il s'agit d'un tout petit kyste proéminent du côté de la bouche, il est bien évident qu'il faudra l'attaquer par la voie buccale.

Hartmann.

Kystes dermoïdes. — Pratiquer l'extirpation complète du kyste, opération généralement facile lorsque les parois de la tumeur n'auront pas été enflammées par un traitement antérieur négligé.

L'extirpation par l'incision cutanée est préférable à extirpation par la voie buccale. L'opération est ainsi plus complète et n'a pas l'inconvénient de sacrifier le canal de Wharton. La cicatrice extérieure est peu marquée; elle est cachée par la saillie du menton.

KYSTES DU SINUS MAXILLAIRE.

Albarran.

Kystes dentifères du sinus maxillaire. — Les kystes dentifères peuvent se développer à l'intérieur du sinus maxillaire; d'autre part, la présence dans ces kystes d'une couche épithéliale envoyant des bourgeons dans l'épaisseur de la paroi démontre la nécessité d'une intervention chirurgicale plus sérieuse que le simple drainage.

LEUCOKÉRATOSE BUCCALE ou PSORIASIS BUCCAL.

E. Besnier.

I. TRAITEMENT LOCAL. — On peut traiter localement la leucokératose buccale par trois méthodes :

1° *La médication locale simple, anodine* ;

2° *La médication effective, résolutive* ;

3° *La médication mécanique ou chirurgicale.*

1° *Médication locale simple, anodine.* — Elle comprend :

a) *Bains de bouche,* servant à maintenir dans la cavité buccale durant quelques minutes un liquide tiède légèrement antiseptique (eau bouillie très faiblement boriquée à 5 p. 1000, décoction de feuilles de coca à 2 p. 1000, salicylate de soude à 1 p. 1000).

Réitérer aussi souvent que possible ces bains, dans la journée.

b) Pulvérisations, à l'aide des mêmes liquides, et les répéter deux fois par vingt-quatre heures, pendant une durée de cinq à dix minutes chaque fois.

S'il y a trop grande sécheresse de la langue, on emploiera les onctions avec de la vaseline très fraîche, dans laquelle, on aura incorporé des substances médicamenteuses appropriées, toujours à des doses extrêmement faibles, telles que acide borique, baume du Pérou de 1 à 5 pour 100, iodol, aristol de 1/5 à 1 pour 100.

c) Collutoires à la glycérine mélangée à parties égales avec de l'eau de chaux médicinale.

En résumé, il est essentiel de ne pas irriter la muqueuse et cette préoccupation doit être constante.

d) Attouchements, s'il y a des ulcérations, des fissures que ne réprime pas suffisamment le traitement précédent, on aura recours aux attouchements, pratiqués avec l'acide chromique et soigneusement limités aux fissures.

2° *Médication effective, résolutive.* — Lorsque l'insuffisance du traitement précédent nécessite une intervention plus active, en raison de la profondeur et de l'ancienneté des lésions psoriasiques, on s'adressera de préférence aux attouchements avec l'huile de cade, vraie et pure, non brûlée.

On pourrait également se servir d'huile de bouleau ou de baume du Pérou non falsifiés et purs.

3° *Médication mécanique ou chirurgicale.* — En présence d'échecs successifs provoqués par tous les moyens employés, lorsqu'une plaque hyperkératosique pénètre le derme et semble ne devoir pas rétrocéder par les moyens habituels, l'intervention chirurgicale peut être légitimement proposée au malade.

On aura recours, dans ce cas, soit au grattage de la plaque avec la curette et à la rugination, soit à la décortication de la langue avec le thermocautère.

Le traitement local est souvent insuffisant, inefficace, parfois même nuisible.

II. TRAITEMENT GÉNÉRAL. — Le traitement interne variera suivant les indications spéciales que présente l'état général du malade.

Faire d'abord l'antisepsie intestinale.

Les modificateurs généraux ou diététiques, appliqués au traitement des diathèses arthritiques, goutteuses, diabétiques, rencontrent ici leur application.

Aux individus sujets aux dermatoses, par prédisposition héréditaire, on prescrira l'arsenic.

Le traitement spécifique, en cas de psoriasis syphilitique, donne peu de résultat, mais doit être tenté au début.

III. PROPHYLAXIE ET HYGIÈNE. — Cessation absolue du tabac à fumer; interdiction des alcools, du vin pur, des aliments épicés, du sucre en trop grande quantité.

Examen et mise en état de la dentition.

LUPUS DE LA LANGUE.

Hallopeau.

Employer le stérésol, qui adhère sur les surfaces humides : on obtient la cicatrisation en quelques jours.

LUXATION DES DENTS.

P. Dubois.

Luxation incomplète. — La luxation incomplète et sans déplacement notable sera combattue par des lavages fréquents et de nombreuses irrigations.

La formule suivante a donné souvent de bons résultats :

Teinture d'iode	20 gr.
Acide thymique	1 —
Alcool.	20 —
Eau distillée.	1000 —

Pour une irrigation à faire toutes les heures.

Dans l'intervalle, placer de petits tampons de ouate imbibés de la solution suivante :

Chlorate de potasse	10 gr.
Eau distillée.	250 —

Si l'articulation maintient en bonne place la dent luxée, on immobilisera la mâchoire inférieure, à l'aide d'une mentonnière serrée, en recommandant le repos et l'alimentation liquide et froide.

Luxation avec déchirures et meurtrissures. — S'il y a déchirures et meurtrissures des parties molles, rapprocher les lambeaux, après les avoir lavés et stérilisés à l'aide d'une application d'alcool hydrargyrisé, puis placer par dessus du tannin en poudre, recouvert d'une dissolution de gutta-percha. L'hémorragie cédera aussi à ces moyens.

LUXATION DU MAXILLAIRE INFÉRIEUR.

S. Duplay.

La résistance musculaire des élévateurs de la mâchoire (masséter, ptérygoïdien interne) est le principal facteur de l'irréductibilité de la luxation. Il y a déplacement de l'axe transversal normal de l'os ; cet axe est porté en avant ; donc plus de rétropulsion possible, le condyle dépasse en avant la direction de l'action normale de ces muscles élévateurs.

Tillaux.

Les tentatives de réduction seront aussi précoces que possible.

I. RÉDUCTION PAR LE PROCÉDÉ DU POUCE. — 1° *Technique.* — Employer le procédé du pouce, qui se décompose en deux temps et dont voici la technique :

Premier temps. — Abaissement du maxillaire par pression convenable, dégagement du condyle et de l'apophyse coracoïde. A cet effet, interposition d'un corps étranger résistant entre les arcades alvéolaires.

Deuxième temps. — Refoulement du maxillaire en arrière. — Avec un des pouces enveloppé de linge, introduit dans le vestibule et appliqué sur la base de l'apophyse coracoïde et non sur les molaires, exercer une pression directe en bas et en arrière sur le maxillaire.

Si on échoue sans le chloroforme, recommencer sous l'anesthésie.

En cas de second échec, employer la pince de Stromeyer, qui donne une force considérable.

2° *Avantages et inconvénients.* — L'avantage de ce procédé est médiocre ; l'opérateur risque toujours de se faire pincer les doigts par les molaires.

II. Traitement chirurgical. — Si la luxation résiste définitivement, recourir à l'opération sanglante, à la résection du condyle antérieur de la branche montante.

On doit d'autant plus tardivement en courir le risque que, malgré une irréductibilité rebelle, les fonctions du maxillaire se rétablissent en partie à la longue.

MACROCHEILIE.

Voy. *Hypertrophie congénitale des lèvres*, p. 176.

MACROSTOMIE.

A. Broca.

Cette malformation sera traitée par l'avivement et la suture.

MALADIE DE RIGA.

Brun.

La maladie de Riga consiste en une ulcération papillomateuse du frein de la langue; elle est très fréquente en Calabre, où elle frappe parfois plusieurs enfants d'une même famille, mais fort rare en France.

On voit quelquefois une petite tumeur, grosse comme une lentille, située à la face inférieure de la langue, exactement dans la ligne médiane et recouverte d'un exsudat blanchâtre, facile à détacher et au-dessous duquel on trouve une surface ulcérée, saignante, qui ne tarde pas à se recouvrir d'une nouvelle membrane, vingt-quatre heures après.

I. Traitement médical. — Le traitement qui consiste en attouchements avec la teinture d'iode reste souvent sans effet.

II. Traitement chirurgical. — Il faut pratiquer l'excision à l'aide de ciseaux courbes.

L'extirpation est faite aussi complètement que possible et la base d'implantation est cautérisée au thermocautère.

La cicatrisation se fait sans incident.

MUGUET.

Germain Sée.

I. Traitement local. — Prescrire des attouchements avec le collutoire suivant :

```
Glycérine pure .............. 20 gr.
Amidon ......................
Borate de soude pulvérisé .... { aa 4 —
```

F. s. a. — On frictionne avec un linge rude les parties atteintes du muguet, puis on les touche avec le collutoire.

Dans les cas rebelles, on peut cautériser avec une solution plus ou moins concentrée de nitrate d'argent.

II. Traitement général. — Prescrire une alimentation réparatrice et tonique.

Combattre la diarrhée, si elle existe, à l'aide de boissons albumineuses, de lavements d'amidon et de cataplasmes sur la région hypogastrique.

Jules Simon.

1° *Enfants.* — Lorsque le muguet est confluent et qu'il a résisté au borax et à l'acide borique, employer :

```
Chlorure de zinc ............... 1 gr.
Eau alcoolisée ................. 1 litre
```

En gargarismes et en badigeonnages.

2º *Adultes.* — Chez l'adulte, élever la dose de chlorure de zinc à 4 grammes.

Descroizilles.

I. TRAITEMENT LOCAL. — Le remède souverain consiste dans l'emploi des alcalins, par la raison que le champignon du muguet ne peut se développer que dans un milieu acide.

Prescrire le bicarbonate de soude associé à la glycérine, dans la proportion d'un dixième à un quinzième, ou l'eau de Vichy (source des *Célestins*), en lavages de la bouche ou en irrigations.

Quelquefois il est nécessaire de recourir aux cautérisations des surfaces malades avec le nitrate d'argent.

Faire suivre les cautérisations de lavages de la cavité buccale avec de l'eau oxygénée et de badigeonnages avec :

Acide borique....................	10 gr.
Glycérine.....................	50 —

Chez les enfants incapables de se gargariser, prescrire des irrigations buccales avec des infusions ou des décoctions émollientes (mauve, guimauve, graine de lin) ou des gargarismes ainsi composés :

Acide borique....................	4 gr.
Sirop diacode...................	10 —
Miel rosat	50 —
Eau d'orge....................	200 —

II. TRAITEMENT GÉNÉRAL. — 1º S'il y a des troubles *dyspeptiques*, faire prendre, par la bouche, l'eau de Vichy ou l'eau de chaux, à la dose d'une cuillerée à café, plusieurs fois par jour.

Prescrire en outre des lavements émollients et légèrement laxatifs.

11.

2° Quand il existe des symptômes d'*entérite*, faire prendre le sous-nitrate de bismuth, à la dose quotidienne de 25 centigrammes à 1 gramme, associé, au besoin, au laudanum de Sydenham (II gouttes).

3° Dans les cas d'*anémie*, ou quand il existe une complication grave, telle qu'une *pneumonie*, soutenir les forces, en prescrivant des vins généreux, de l'eau-de-vie, du jus de viande concentré.

III. TRAITEMENT PROPHYLACTIQUE. — Si l'enfant est élevé au sein, tenir les mamelons de la nourrice dans un état de propreté absolue.

Après chaque tétée, nettoyer la bouche de l'enfant à l'aide d'un linge.

Dans la prescription des collutoires et des potions, éviter l'emploi des substances sucrées, sucre, miel, mélasse, cassonade et autres substances amylacées, dont les produits de fermentation exercent une influence fâcheuse sur l'évolution du muguet.

A défaut d'une bonne nourrice, faire consister l'alimentation artificielle exclusivement en lait, coupé avec une proportion variable d'eau de Vichy, d'eau de chaux ou d'eau-de-vie.

Maintenir les biberons dans un état d'extrême propreté.

Hanot.

Faire des attouchements avec :

Borax.	4 gr.
Sirop de mûres	30 —

Variot.

I. RÉGIME. — Réformer l'alimentation, si elle est défectueuse.

Le plus simple est de donner à l'enfant une bonne nourrice.

II. TRAITEMENT. — Enlever les enduits de muguet dans la bouche avec un pinceau de blaireau, trempé dans un collutoire au borax et au miel rosat ; répéter souvent les nettoyages.

Projeter aussi dans la bouche de l'eau de Vichy avec une poire en caoutchouc ou une seringue. L'eau de Vichy, qui est riche en bicarbonate de soude, est alcaline ; or, le champignon de l'oïdium pousse mal dans les milieux alcalins.

La salive devenant acide dans le muguet, il sera donc utile de saturer son acidité par des mixtures ou des solutions alcalines.

J. Comby.

I. TRAITEMENT LOCAL. — Attouchements de la muqueuse linguale, cinq ou six fois par jour, avec les solutions alcalines :

N° 1. Eau bouillie...................... 100 gr.
      Bicarbonate de soude............ 5 —

N° 2. Borate de soude................. 10 gr.
      Glycérine .... 20 —

N° 3. Benzoate de soude...........⎫ āā 10 gr.
      Miel blanc.......................⎭
      Teinture de myrrhe............ 2 —

N° 4. Borate de soude ....⎫ āā 5gr.
      Bicarbonate de soude.........⎭
      Glycérine .... 20 —

N° 5. Borax......................... 4 gr.
      Sirop de mûres................. 30 —

N° 6. Permanganate de potasse......... 1 gr.
      Eau distillée .... 200 —

II. Traitement général. — Le muguet est toujours dû à un certain état de faiblesse, qu'il s'agit de combattre par un traitement général approprié.

III. Traitement prophylactique. — Grande propreté des vases, gobelets et biberons, servant à la nourriture des enfants.

NÉCROSE ALVÉOLAIRE.

P. Dubois.

Prescrire un gargarisme antiseptique :

Acide thymique......................	1 gr.
Teinture d'iode......................	5 —
Alcool...............................	10 —
Eau distillée........................	500 —

NÉCROSE PHOSPHORÉE.

Tillaux.

L'intervention précoce, à la manière des chirurgiens allemands, expose, il est vrai, à faire une opération incomplète, mais elle n'aggrave nullement l'état du malade auquel elle peut sauver la vie. Il n'est donc pas rationnel d'attendre la mobilisation du séquestre, sous prétexte qu'on craint la récidive.

L'abondance de la suppuration est une indication formelle à l'intervention.

Péan.

La nécrose phosphorée est causée par un empoisonnement général de l'organisme.

Les effets de cette intoxication sont reconnaissables chimiquement dans les divers produits d'excrétion, en particulier dans les urines et dans la salive. Cette intoxication influe non seulement sur la nutrition des maxillaires et de leurs alvéoles, mais encore sur celle des dents.

Les altérations qui se produisent successivement du côté des dents, sont :

1° La destruction partielle de la dentine radiculaire, rappelant en tous points la raréfaction du tissu osseux que l'on trouve sur les maxillaires eux-mêmes.

2° La déminéralisation ou mieux la déphosphatisation de la dentine, assez analogue à celle que l'on rencontre dans le rachitisme osseux et reconnaissable seulement dans le canal dentaire ;

3° La destruction finale de tous les tissus qui entrent dans la composition de la dent, et qui n'est autre que la carie.

Tous ces troubles de nutrition dentaire coïncident avec un état inflammatoire du tissu alvéolaire, reconnaissable à l'augmentation du nombre des médullocelles et des myéloplaxes dans les canaux de Hawers et dans le diploé.

L'action destructive qui s'opère à la fois dans les maxillaires et les dents est l'effet d'une véritable substitution chimique ; cette substitution chimique étant due au contact de l'acide phosphorique dont est saturé l'organisme. Cette intoxication acide de l'organisme est rendue manifeste par l'examen chimique et direct du sang (hémoacidimétrie du Dr Drouin); elle se fait sentir sur tous les organes et en particulier sur les reins et le foie, dont elle amène l'inflammation et la dégénérescence graisseuse aiguë. Ces désordres sont indiqués par les examens chimique et histologique du liquide urinaire, qui, en dehors d'une augmentation absolue de l'acidité totale, présentent : une augmentation relative de l'urobiline et des chlorures, une diminution réelle des éléments normaux d'ensemble, la présence d'éléments anormaux, tels que les albumines (sérine et syntonine), du scatol, de l'indican, des cylindres granuleux et granulo-graisseux.

Sous l'influence de la plupart des causes qui occasionnent l'empoisonnement lent de l'organisme, il se produit des troubles nutritifs, se traduisant par l'augmentation de l'acidité du plasma sanguin, l'augmentation d'excrétion des sels minéraux urinaires, enfin la diminution des oxydations organiques.

Or, dans l'empoisonnement par le phosphore, ce n'est pas seulement un acide organique faible, comme l'acide lactique, qui modifie la nutrition des organes, mais bien un acide minéral fort, l'acide phosphorique. Et l'on sait quelle est la puissance de ce dernier acide comme agent dissolvant sur les tissus osseux, adipeux et musculaire, et aussi comme facteur de sclérose sur les éléments du foie et des reins.

I. TRAITEMENT MÉDICAL. — Chercher à enrayer la marche de la maladie par les moyens médicaux, en particulier l'hygiène et les alcalins.

II. TRAITEMENT CHIRURGICAL. — Intervenir ensuite chirurgicalement; avant d'opérer, il est bon de soumettre les malades à un régime reconstituant.

Chez certains malades, l'affection peut se déclarer sur les maxillaires, avant même que les dents soient cariées.

Lorsque les malades, au moment où ils viennent consulter le chirurgien, présentent des nécroses et des suppurations étendues, il faut se hâter de faire disparaître le plus complètement possible les portions du squelette envahies, pour éviter les conséquences de l'infection putride qui menacent d'autant plus l'organisme que celui-ci est déjà considérablement affaibli par l'intoxication générale.

Kirmisson.

I. TRAITEMENT PALLIATIF. — Il est préférable d'attendre, pour pratiquer l'extraction du séquestre, qu'il soit mobile, contrairement à l'opinion de Billroth qui conseille l'intervention précoce, car, en agissant ainsi, on s'expose aux récidives.

L'abondance de la suppuration et la crainte d'une mort par infection putride pourront seules autoriser une intervention hâtive.

II. PROPHYLAXIE. — Hygiène générale et hygiène dentaire spéciale.

Substitution du phosphore rouge au phosphore ordinaire, dans la fabrication des allumettes chimiques.

Magitot.

La maladie dénommée *phosphorisme* se traduit par des troubles de la nutrition.

Chez les phosphoriques, les phénomènes de nutrition inorganique l'emportent sur les actes de la nutrition.

Et le phosphore agit chez eux comme un agent perturbateur des actes nutritifs.

A. Broca.

I. TRAITEMENT MÉDICAL. — L'iodure de potassium et les vapeurs de térébenthine peuvent donner quelques résultats; mais il faut pour cela agir dès le début.

II. TRAITEMENT CHIRURGICAL. — L'indication du traitement chirurgical est fournie par la mobilisation des séquestres.

Intervenir plus tôt, c'est s'exposer à des récidives, à des rechutes, qui font perdre le bénéfice acquis.

La temporisation est préférable, d'autant plus que les opérations tardives peuvent être faites pour la plupart par la bouche.

On atténuera la suppuration par des lavages buccaux répétés.

NÉVRALGIE DENTAIRE.

Dujardin-Beaumetz.

TRAITEMENT MÉDICAL. — Prescrire :

Acétanilide . . . . 1 gr. 50

En trois cachets médicamenteux, à prendre dans les vingt-quatre heures.

Chaput.

La section du nerf dentaire peut seule, dans certains cas, mettre fin aux névralgies dentaires.

TRAITEMENT CHIRURGICAL. — *Premier procédé.* — On abordera le nerf dentaire inférieur, au moyen d'une trépanation faite par la face externe de la branche montante. Le sous-orbitaire sera coupé dans l'orbite, puis arraché et réséqué par une incision sous-orbitaire.

Deuxième procédé. — Dans les cas rebelles, comme le conseillent Braun, Losens, Paul Segond, on ira chercher le maxillaire supérieur en amont du ganglion de Meckel, on le sectionnera et on réséquera la plus grande longueur possible.

NÉVRALGIE FACIALE.

Ferrand.

Faire des frictions sur la région douloureuse avec

Teinture d'aconit . . . .
    —   de coca. . . . . } àà   2 gr.
Chloroforme. . . . .

Dujardin-Beaumetz.

Faire des frictions avec :

Exalgine. . . . .   2 gr. 20
Esprit de menthe. . . . .   3 —
Eau de tilleul . . . .   120 —
Glycérine. . . . .   Q. S.

V. Audhoui.

Prendre en une ou deux fois, dans l'espace d'un quart d'heure, la potion suivante :

Paraldéhyde . . . .   2 gr.
Eau de fleurs d'oranger. . . . . } àà   60 —
Hydrolat de menthe. . . . . . .
Sirop de gomme . . . .   20 —

Marfan.

Prescrire :

Teinture de noix vomique. . . . . .   20 gr.

X gouttes dans un peu d'eau à chacun des deux principaux repas.

Galezowski.

Appliquer une solution au 1/100 seulement de

chlorhydrate de cocaïne, au fond du conduit auditif, au moyen d'un petit pinceau ou d'un compte-gouttes; la douleur, quelque intense qu'elle soit, disparaît instantanément.

Si la douleur revient au bout de quelque temps, réitérer l'application.

On peut encore faire des applications locales, sur le point le plus douloureux, avec :

Menthol.	0 gr. 75
Cocaïne.	0 — 25
Chloral.	0 — 15
Vaseline	5 —

Recouvrir d'une bande de taffetas d'Angleterre.

Delpeuch.

Névralgie périodique. — Donner le sulfate de quinine, à la dose de 1 gramme par jour.

Névralgie syphilitique. — Donner le mercure et l'iodure de potassium.

Névralgie rhumatismale. — Prescrire le salicylate de soude et l'antipyrine.

Névralgie à frigore. — I. TRAITEMENT MÉDICAL. — Applications locales de chlorure de méthyle ou d'éthyle, pulvérisations d'éther, vésicatoires morphinés sur les points douloureux.

Administrer les analgésiques (antipyrine, phénacétine) les calmants (opium, valériane).

Réserver la piqûre de morphine pour les douleurs très vives.

II. TRAITEMENT CHIRURGICAL. — Section ou résection des tronçons nerveux qui sont le siège de la tumeur.

Poinsot.

Prescrire :

Paraldéhyde	15 gr.
Sirop de sucre	300 —

M.

Prendre une cuillerée à bouche dans un demi-verre d'eau (1).

NÉVRALGIE DE LA MACHOIRE INFÉRIEURE.

Tillaux.

Névralgie de tout le nerf dentaire. — En présence de névralgies persistantes, quand tous les moyens ordinaires ont échoué, on est autorisé à proposer au malade la résection du nerf dentaire.

Dans ce cas, on doit faire porter la résection sur le tronc du nerf. Il existe pour cela deux procédés.

Premier procédé. — Il consiste à sectionner le nerf, avant son entrée dans le canal dentaire, en se servant, comme point de repère, de l'épine de Spix.

Ce moyen, très simple, en apparence, doit être rejeté, car il ne permet pas de voir ce que l'on fait.

Deuxième procédé. — On se propose ici d'attaquer le nerf dans son canal osseux. C'est le procédé dit de Varren, dont la technique est la suivante :

1o Incision, sur le bord inférieur de la mâchoire, allant de l'angle à l'artère faciale.

2o Décoller le périoste, découvrir la face externe de l'os et, avec le ciseau et le maillet, attaquer l'os à distance égale du bord inférieur et du bord supérieur, de façon à atteindre le canal dentaire.

(1) Voy. Lefert, *La Pratique des Maladies du Système nerveux,* article *Névralgies.*

3º Résection du nerf dans sa gouttière.

Névralgie de la portion terminale du nerf. — Il suffit, dans ce cas, de réséquer le nerf mentonnier.

Le nerf mentonnier sort du trou mentonnier également distant des deux bords de la mâchoire et correspond à l'intervalle qui sépare la première de la deuxième petite molaire. Le nerf doit être recherché, non du côté de la muqueuse, mais du côté de la peau.

NOMA.

J. Comby.

I. TRAITEMENT LOCAL. — 1º S'efforcer d'arrêter les progrès du mal par la désinfection rigoureuse du foyer gangréneux.

2º Cautérisation profonde des parties malades, avec le thermo ou le galvano-cautère.

3º Plusieurs fois par jour, toucher les surfaces ulcérées avec :

Nº 1. Naphtol	10 gr.	
Sulforicinate de soude	90 —	

Nº 2. Miel rosat	60 gr.	
Sirop de violettes	30 —	
Acide chlorhydrique	XXX gouttes	

Nº 3. Acide chlorhydrique	1 gr.	
Miel rosat	10 —	

4º Lotions avec la liqueur de Labarraque ou le permanganate de potasse, à 1 pour 1000.

5º Lavages de la bouche avec la solution suivante :

Saccharine	} āā 1 gr.
Bicarbonate de soude	}
Acide salicylique	4 —
Alcool	200 —
Eau distillée	1 verre

II. Traitement général. — 1° Nourrir et fortifier le malade.

2° Donner des toniques et des stimulants :

Extrait mou de quinquina	2 gr.
Cognac vieux	20 —
Sirop d'écorces d'orauges	30 —
Eau de mélisse	60 —

III. Traitement prophylactique. — 1° Isolement de la personne atteinte.

2° Aération et ventilation soignées des lieux habités
par le malade (1).

OBTURATION DES DENTS.

Magitot.

L'obturation a pour but de combler artificiellement
la cavité d'une carie, à l'aide d'une substance solide
inaltérable et indestructible.

I. Indications de l'obturation. — Toutes les
fois que la résection est reconnue inapplicable, que la
dent se trouve en même temps exempte de complication douloureuse ou inflammatoire, aiguë ou chronique, l'obturation est indiquée.

L'obturation est d'autant plus efficace et durable
que la carie est moins étendue et plus récente.

II. Contre-indications. — Les contre-indications
sont fournies par les maladies de la pulpe et par les
complications périostiques.

Aux premières on peut remédier par la destruction
de la pulpe.

Quant aux complications qui viennent du périoste,
elles peuvent contre-indiquer formellement l'obturation par leur résistance à tout traitement et le retour
fréquent de crises aiguës qu'elles entraînent.

(1) Voyez *Gangrène de la bouche*, p. 139.

III. Préparation de la cavité. — Pour recevoir et conserver la substance obturatrice, deux conditions sont nécessaires :

A. La forme de la cavité doit être préparée de telle
sorte que la matière, une fois introduite, ne puisse plus
se détacher.

B. La substance employée doit être directement appliquée sur les couches d'ivoire et d'émail dépour-
vues d'altération ;

1° *Instruments*. — Pour atteindre ce double but, on
a recours à l'emploi d'instruments spéciaux, les *rugines*, les *perforateurs*, les *limes* et les *fraises*.

Les *rugines* ou *excavateurs*, de formes et de dimensions variées, servent à couper, à creuser les couches
d'ivoire ramollies par la carie.

Les *perforateurs* ont pour but d'élargir ou de réséquer une portion de dent, de façon à agrandir, s'il est
nécessaire, la cavité.

Les *fraises* sont des rugines de forme spéciale dont
l'extrémité présente un renflement sphérique cylin-
drique ou conique, taillé en lime. Elles servent à ré-
gulariser la surface de la cavité. Aujourd'hui on tend
à substituer à leur emploi celui d'un instrument très
ingénieux, le *drill*, que l'on peut d'ailleurs aussi bien
armer d'un foret, et grâce auquel le temps de l'opération se trouve être beaucoup réduit.

2° *Technique*. — Avant de pratiquer l'obturation,
il faut dessécher la cavité afin d'assurer l'adhérence
de la masse obturatrice aux parois de la carie et,
d'autre part, il faut pendant toute l'opération empêcher le contact de la salive.

Le desséchement de la cavité, nécessaire pour assurer l'adhérence de la masse obturatrice aux parois
de la carie, s'obtient par l'introduction de petites bou
lettes de ouate au moyen de la sonde.

Ces conditions étant remplies, on procède à l'obturation ; mais avant, il faut savoir quelle substance on doit employer, car la technique est variable suivant le choix de cette substance.

IV. Choix de la matière obturatrice et technique de l'obturation. — La substance employée doit remplir les conditions suivantes :

1º Être susceptible de prendre l'empreinte exacte de toute cavité de forme appropriée, quels que soient son volume et sa situation ;

2º Être mauvaise conductrice de la chaleur ;

3º Être insensible aux variations de la température ;

4º Être suffisamment résistante ;

5º Être inaltérable par tous les agents chimiques qui peuvent se rencontrer dans la bouche.

6º Avoir une coloration autant que possible semblable à celle des dents.

Les substances qu'on a l'habitude d'employer sont de quatre catégories :

1º Les *métaux purs* :

2º Les *amalgames* ;

3º Les *ciments minéraux* ;

4º Les *pâtes de nature organique*.

1º *Métaux purs*. — L'étain, l'argent, et surtout l'or sont à peu près seuls employés.

L'aurification convient aux caries du premier et deuxième degré à parois solides, à cavité régulière, de petite ou moyenne dimension, facilement accessibles.

Elle est donc par là même contre-indiquée :

1º Pour les dents de la première dentition ;

2º Pour les caries pénétrantes ;

3º Pour les caries à parois fragiles.

L'or employé pour l'aurification est ou bien l'*or mou* en feuille, non adhésif, ou bien l'*or dur* adhésif.

L'*or mou* s'introduit dans la dent, par tassement à l'aide d'un fouloir en coin.

L'*or dur* s'applique en ayant soin de n'introduire
que de très petites quantités d'or à la fois.

2° Les *amalgames* conviennent dans tous les cas
où l'aurification est contre-indiquée.

Ceux qu'il est préférable d'employer sont les suivants :

    N° 1. Or.............................
         Argent.......... .... } ââ   33 gr. 1/3
         Étain.............................

    N° 2. Or..................... .... 25 gr.
         Argent............................... 39 —
         Étain............................... 36 —

La cavité ayant été préalablement préparée, on en
dessèche les parois avec soin, puis on introduit l'a-
malgame avec les doigts, la spatule ou la cuillère. On
foule bien exactement et on termine en égalisant la
surface de l'obturation.

3° Les *ciments minéraux* ne sont guère applicables
qu'aux caries latérales des dents antérieures à cavités profondes et à parois fragiles.

Les ciments employés sont des oxychlorures de
zinc, des pyrophosphates de zinc et des combinaisons
analogues, qui, appliqués à l'état pâteux, acquièrent
très vite une solidité suffisante. Le mode d'emploi
est simple.

La poudre d'oxyde de zinc est pétrie sur une
plaque de verre au moyen d'une spatule.

La cavité de la carie ayant été préparée, on introduit la poudre au moyen de la spatule. On laisse dé-
border de la cavité un excès de substance, puis on applique sur la cavité et sur les dents voisines un linge
fin que l'on soutient avec les doigts, pour éviter le
contact de la salive. En deux ou trois minutes, le
durcissement est obtenu.

4o *Pâtes organiques.* — La gutta-percha est la base de ces diverses combinaisons, dont la *pâte de Hill* est la meilleure. Elles conviennent dans les cas de carie profonde, friable, lorsqu'on a des doutes sur la guérison ou des menaces de périostite.

Le mode d'emploi est le suivant :

La cavité est préparée, puis à la flamme d'une lampe à alcool, on ramollit le mélange qui est alors porté dans la cavité et installé à l'aide de fouloirs et de spatules. Le durcissement se fait progressivement, à mesure que la température s'abaisse.

Heidé.

Par l'incrustation de morceaux d'émail naturel, on obtient une reconstitution des dents cariées, de manière à tromper l'œil le plus exercé.

Au point de vue esthétique, comme au point de vue de la durée, cette reconstitution est supérieure à nombre d'obturations plastiques.

La difficulté d'ajuster les morceaux d'émail est aussi grande que la confection d'une aurification difficile, mais, vu le bon résultat, on surmonte ces obstacles.

Lorsque l'érosion a déformé la dent et quand il y a des pertes de substance sur les faces visibles des dents antérieures, leur application est tout indiquée.

ODONTALGIE.

Magitot.

Prescrire une mixture calmante :

Teinture d'arnica	20 gr.
Laudanum de Sydenham	1 —
Eau distillée	300 —

Garder dans la bouche, pendant quelques minutes, une gorgée de cette mixture.

V. Audhoui.

Prescrire une potion calmante :

    Paraldéhyde . . . .   2 gr.
    Hydrolat de menthe . . . . ⎫
       —   de fleurs d'orangers . ⎭ àâ 60 —
    Sirop de gomme . . . . 20 —

A prendre en une ou deux fois, dans l'espace d'un quart d'heure.

J. Comby.

Lorsque l'extraction n'est pas indiquée, on peut employer chez les enfants, pour calmer la douleur, les préparations suivantes :

    Nᵒ 1. Chloroforme . . . .
          Teinture d'opium. . . . . ⎫ àâ 1 gr.
          Créosote . . . . ⎭
          Teinture de benjoin. . . . .   3 —

    Nᵒ 2. Chloral . . . . ⎫ àâ 3 gr.
          Camphre. . . . . ⎭
          Cocaïne. . . . . 0 — 50

On pourrait aussi combler la dent creuse avec :

    Nᵒ 1. Chloroforme . . . .   7 gr.
          Mastic. . . . .   4 —
          Baume du Pérou . . . .   2 — 50

    Nᵒ 2. Sozoiodol sodique. . . . .   1 gr.
           —   potassique. . . . .   2 —
          Glycérine. . . . . Q. S. p. f.
                                                une pâte.

ODONTOMES.

Kirmisson.

L'ablation de la tumeur est indiquée.

Si l'odontome est circonscrit, se borner à l'extraction de la dent qui le porte.

Si l'arrachement simple de la dent est insuffisant, pratiquer la résection limitée du bord alvéolaire.

Si la tumeur est incluse dans l'épaisseur de l'os, l'opération consistera à enlever la lame externe correspondante du maxillaire inférieur, après avoir incisé la muqueuse.

Enfin, si la tumeur n'est pas accessible par la bouche, l'incision sera faite à la joue. Parfois même il sera nécessaire d'enlever le maxiliaire dans toute son épaisseur.

Avant de terminer, avoir soin de bien ruginer la partie de l'os qui portait la tumeur.

A. Broca.

Il est nécessaire d'intervenir par l'extirpation de la tumeur, car, abandonné à lui-même, l'odontome a tendance à se compliquer d'accidents inflammatoires, tels que abcès, fistules, nécrose.

OPÉRATIONS DENTAIRES.

Lucas-Championnière.

Hémorragies post-opératoires. — Faire une injection hypodermique avec :

Ergotine.	2 gr.
Hydrolat de laurier-cerise	15 —
Glycérine	15 —

Poinsot.

Douleur post-opératoire. — Pour calmer la douleur post-opératoire, laver l'alvéole à l'aide d'une seringue contenant :

Acide phénique crist. neigeux.
Hydrate de chloral.......... } ââ 1 gr.
Eau de menthe............... 100 —

OSTÉO-PÉRIOSTITE ALVÉOLO-DENTAIRE.

Voir *Gingivite expulsive*, p. 145 et *Périodontite*, p. 212.

OSTÉO-PÉRIOSTITE PHLEGMONEUSE DU MAXILLAIRE INFÉRIEUR.

Tillaux.

1° *Au début.* — Émollients et résolutifs.
2° *Quand il y a fluctuation.* — L'incision, permettant l'écoulement du pus, est le seul moyen d'éviter les décollements périostiques et la nécrose.

PALATOPLASTIE.

Polaillon.

Appliquer d'une façon systématique, dans la palatoplastie, la méthode en deux séances.
Première séance. — La confection des lambeaux est le seul but du chirurgien, lors de la première séance.
On peut se contenter de l'anesthésie locale que donnent deux injections de 1 centigramme de cocaïne de chaque côté de la perte de substance; on touche en même temps les lèvres de cette dernière, avec

une solution de chlorhydrate de cocaïne à 1 pour 5.

On trace deux incisions latérales et on décolle les lambeaux, de dehors en dedans, jusqu'à la perforation.

Contre l'hémorragie, on place et on maintient, avec le doigt, une petite éponge ou mieux un petit tampon de ouate antiseptique sur le point qui saigne, tandis qu'un aide enlève, avec des éponges montées, le sang accumulé dans le pharynx. La compression digitale est certainement le meilleur moyen d'arrêter ces hémorragies.

Aujourd'hui, on peut utiliser comme hémostatique une solution à parties égales d'antipyrine et d'eau.

En aucun cas, on n'emploiera les boulettes de charpie, imbibées de perchlorure de fer; elles compromettent la vitalité des lambeaux, et le sang coagulé gênerait l'opération dans la seconde séance. Si l'hémorragie trop considérable résistait à la compression, on pourrait appliquer une pince hémostatique ou mieux encore la pointe du thermocautère chauffé au rouge sombre.

Le malade devra se rincer souvent la bouche, dans la journée, avec une solution boriquée ou de l'eau chloralée.

On ne lui donne que du lait et du bouillon, une potion de Todd.

Deuxième séance. — Elle comprend l'avivement et la suture. Elle a lieu le deuxième ou le troisième jour. Déjà les lambeaux se sont tuméfiés et se rapprochent sur la ligne médiane.

On peut endormir le malade, puisque l'écoulement sanguin sera nul ou du moins trop peu abondant pour inspirer des inquiétudes.

On s'assure que les lambeaux sont mobilisés, puis on avive les bords de la perte de substance, enfin, on applique les sutures avec beaucoup plus de sécurité et de rapidité que dans les opérations faites en une séance.

12.

En opérant de cette façon, on a tout le loisir d'arrêter les hémorragies.

Il n'est pas rare de voir se produire une hémorragie secondaire, quelques heures après la confection des lambeaux.

Autrefois le chirurgien était presque désarmé en face de cette perte de sang.

Il n'en est plus de même dans l'*uranoplastie* en deux séances; ici, l'hémorragie secondaire est facilement arrêtée, de la même manière que l'hémorragie primitive, et elle n'entrave en aucune façon le succès opératoire.

On n'est plus obligé de placer le malade la tête déclive : attitude qui congestionne tous les vaisseaux et ne peut qu'augmenter la perte de sang. Et cette congestion céphalique n'est pas une simple vue de l'esprit.

De plus, on peut administrer sans danger le chloroforme pendant la seconde séance et la suture en est de beaucoup facilitée, chez les sujets indociles et chez les enfants.

Enfin, l'hémorragie n'étant plus à redouter, on peut abaisser l'âge admis pour l'intervention.

PARALYSIE LABIO-GLOSSO-LARYNGÉE.

Dujardin-Beaumetz.

Administrer la picrotoxine en granules d'un quart de milligramme; aller jusqu'à 3 et 4 milligrammes.

PAROTIDITE PHLEGMONEUSE.

Kirmisson.

I. TRAITEMENT MÉDICAL. — Au début : antiphlogistiques.

II. Traitement chirurgical. — Lorsque la suppuration existe, débrider de bonne heure l'incision parallèle à la branche montante du maxillaire inférieur, au-dessous d'une ligne allant du tragus à la commissure des lèvres pour éviter le facial.

Drainage et injections antiseptiques.

PELADE DE LA BARBE.

Thibierge.

1° Faire couper la barbe.

2° Savonnage quotidien du visage avec le savon phéniqué, naphtolé ou sublimé.

3° Tous les jours, lotions sur la totalité des régions pileuses de la face avec un pinceau rude, imbibé de :

Alcoolat de Fioravanti. . . . . . }	āā 100 gr.
Alcool camphré . . . . }	
Teinture de cantharides . . . }	āā 10 à 30 —
— de romarin . . . . . . : . . . . }	

4° Badigeonnages de la plaque avec :

N° 1. Essence de Wintergreen . . . . }	āā P. E.
Ether. . . . . }	

à répéter tous les jours :

N° 2. Acide phénique.	10 gr.
Alcool. . . . . , ...	20 —

à répéter tous les cinq jours.

N° 3. Acide acétique cristallisé.	1 gr.
Chloral hydraté.	4 —
Ether.	50 —

à faire tous les deux jours.

Suspendre en cas d'irritation.

PERFORATIONS DU VOILE DU PALAIS.

S. Duplay.

Perforations syphilitiques. — I. PROPHYLAXIE.
— La perforation est toujours précédée de coryza syphilitique, d'ozène, qu'il faut traiter de bonne heure par l'iodure de potassium et les préparations mercurielles, pour prévenir la perforation.

Il faut faire aussi l'asepsie de l'ulcère qui précède la perforation.

II. TRAITEMENT CHIRURGICAL. — Quand la perforation est produite, l'*uranoplastie* est préférable aux appareils prothétiques.

Quenu.

Perforation palatine à la suite d'une plaie par arme à feu. — Employer de préférence le procédé de Baizeau.

Si le procédé de Baizeau est impossible, prendre un lambeau palatin en dedans, le renverser, face cruentée en bas, l'absence des dents enlevées par le coup de feu permet de faire glisser sur le lambeau palatin un lambeau de la muqueuse labiale.

PÉRIODONTITE.

Dieulafoy.

Périodontite simple. — Prendre par cuillerées, toutes les trois heures, la potion suivante :

    Sirop de chloral . . . .
    — de morphine . . . .   ãã 30 gr.
    Eau distillée de tilleul . . . . . .
    Sirop de fleurs d'oranger . . . . . .   10 —

Dujardin-Beaumetz.

Périodontite simple. — Faire prendre la préparation suivante, par cuillerées, toutes les heures :

    Alcoolature d'aconit............   1 gr.
    Sirop de fleurs d'oranger........   30 —
    Eau distillée...................   100 —
    Alcoolat de mélisse.............   10 —

Magitot.

Périodontite chronique. — Le traitement sera exclusivement local et consistera à faire l'antisepsie de la dent par les canaux.

Lorsque ce traitement ne réussit pas, on peut pratiquer une perforation allant de la gencive à la cavité pulpaire après l'obturation de la dent, ou bien une perforation de la gencive et de l'alvéole au niveau de la pointe de la racine et faire des injections antiseptiques par cette ouverture.

Enfin, on peut pratiquer la résection du sommet (opération de Martin, de Lyon) et la greffe ou réimplantation (1).

Galippe.

Périodontite suppurée. — I. TRAITEMENT PROPHYLACTIQUE. — Le meilleur moyen d'empêcher les complications de périodontite suppurée, c'est d'instituer au plus tôt un traitement prophylactique efficace, qui consistera en destruction de la muqueuse gingivale.

Sur toute la hauteur où le rebord alvéolaire est résorbé, supprimer les clapiers, dans lesquels vivent et

(1) Voyez *Greffe dentaire*, page 156, et *Réimplantation*, page 222.

se développent les micro-organismes, et introduire
dans ces clapiers des antiseptiques comme le sublimé
à 2 ou 4 pour 1000.

Dubois.

Prescrire le gargarisme suivant :

    Chlorure de zinc . . . .   3 à 4 gr.
    Eau distillée . . . .   500 —
    Essence de menthe. . . . .   X gouttes

Viau.

Périodontite simple. — 1° Traitement de la dent
malade.

2° Traitement antiphlogistique local.

Applications de glace sur la gencive ou mieux de
révulsifs et de calmants.

Badigeonnages de la gencive, le soir, avec :

    Eau distillée. . . . .   200 gr.
    Tannin . . . .   20 —
    Teinture d'iode. . . . .   5 —
    Alcool . . . .   10 —
    Sirop simple . . . .   25 —

Se rincer la bouche après chaque badigeonnage.

PÉRIODONTITE ou PÉRIOSTITE EXPULSIVES.

Voyez *Gingivite expulsive*, p. 145.

PERLÊCHE.

Tennesson.

Détacher les croûtes.

Laver les surfaces malades, après chaque repas.
Maintenir en permanence des compresses d'eau boriquée sur les surfaces atteintes.

J. Comby.

I. TRAITEMENT LOCAL. — Attouchements des commissures labiales avec la teinture d'iode, le nitrate d'argent, le sulfate de cuivre, l'acide lactique.

II. PROPHYLAXIE. — Éviter, dans les agglomérations scolaires, la communauté des ustensiles tels que cruches ou robinets de fontaine, gobelets, verres, fourchettes et cuillères.

Le Gendre.

Badigeonnages de teinture d'iode;
Lavages avec la liqueur de Van Swieten;
Applications de vaseline boriquée ou à la résorcine.

PHIMOSIS BUCCAL.

Voir *Atrésie buccale*, page 74.

PHLEGMON SUBLINGUAL.

Pierre Delbet.

I. TRAITEMENT CHIRURGICAL. — L'intervention doit être précoce, en raison de la gravité du pronostic.

A l'incision buccale qui ne permet pas une antisepsie sévère et qui est difficile à pratiquer en raison de la constriction des mâchoires, on préférera l'incision sus-hyoïdienne.

Incision unique et latérale, si le phlegmon est unique, double et latérale, si le phlegmon est double.

Cette incision sera profonde, verticale ou horizontale, peu importe sa direction, à travers la peau, le tissu cellulaire, quelque épais qu'il soit ; elle séparera les deux faisceaux musculaires du mylo-hyoïdien pour donner écoulement au pus.

Cette boutonnière sera suffisamment large pour recevoir l'extrémité du petit doigt.

Il faut épuiser le pus.

Panser, aussi souvent qu'il sera nécessaire, les jours suivants, et irriguer aseptiquement avec une solution chloralée.

II. Traitement médical. — L'état général du malade motive l'emploi d'une alimentation tonique, dès que la déglutition est possible, et l'antisepsie gastro-intestinale par les désinfectants : benzonaphtol, salol.

C'est de l'énergie de cette médication à la fois chirurgicale et médicale que dépend le succès.

PLAIES DES LÈVRES.

Tillaux.

1° S'efforcer d'obtenir la réunion par première intention.

Exciser au besoin à l'aide des ciseaux courbes les petits lambeaux de peau ou de muqueuse s'opposant à la juxtaposition exacte des fragments.

2° Pratiquer la suture à points séparés avec des fils métalliques ou de catgut.

Cette méthode est préférable à la suture avec les épingles.

On comprendra les artères coronaires dans l'anse du fil de suture.

PLAQUES MUQUEUSES.

Alfred Fournier.

Plaques muqueuses buccales. — Trois principes dominent le traitement :

1º Le traitement mercuriel est sans action ;

2º La cautérisation locale guérit fort bien ;

3º La cautérisation doit être aidée par l'hygiène buccale.

I. TRAITEMENT MERCURIEL. — Alors même qu'un traitement mercuriel a été méthodiquement conduit pendant toute la période secondaire, il est fréquent de voir persister et résister des plaques bucco-pharyngées, plaques qui prolongent et entretiennent les dangers de contagion. Insister sur le traitement mercuriel serait inutile et ne servirait qu'à exaspérer les lésions buccales par la production d'une stomatite.

II. TRAITEMENT PAR LA CAUTÉRISATION. — Elle constitue le meilleur traitement local. Bien faite, elle amène la guérison en quelques jours. Les caustiques ne doivent être ni trop faibles, ni trop forts. Faibles, ils restent sans action ; c'est le cas de la teinture d'iode, du sulfate de cuivre, des solutions étendues de nitrate d'argent. Trop forts, ils présentent des risques inutiles ; c'est le cas pour l'acide sulfureux, l'acide chromique, le chlorure de zinc.

Les deux caustiques recommandables sont le nitrate d'argent et le nitrate acide de mercure. Lequel convient-il d'employer, suivant le cas, et comment faut-il les employer?

Relativement au choix du caustique, on essaiera d'abord le nitrate d'argent, plus faible, moins douloureux et plus facile à manier. Mais si l'action tarde ou se ralentit, renoncer au nitrate d'argent et employer le nitrate acide de mercure. Dans certaines régions douloureuses, telles que la pointe de la langue ou la commissure des lèvres, dans le cas de plaques très étendues, très nombreuses, patienter dans l'emploi du nitrate d'argent, en raison des inconvénients possibles du nitrate acide de mercure.

Pour l'emploi du nitrate d'argent, le crayon bien effilé du bout, par frictions sur un linge mouillé, pas trop long, solidement emmanché dans un porte-nitrate, suffit.

Le nitrate acide de mercure est d'un maniement plus difficile. C'est un liquide très fluide. Il s'étale et déborde sur la surface cautérisée, il se détache en gouttelettes qui tombent facilement du porte-caustique. Ne vous servez jamais pour l'appliquer d'un agitateur de verre, vous auriez toujours des gouttelettes tombant dans le pharynx, et la gouttelette, arrivant sur le larynx, produit une douleur, un spasme épouvantable, qui peuvent entraîner la suffocation et la mort.

Les pinceaux d'aquarelliste, les tampons de ouate au bout d'une simple tige sont aussi dangereux. N'employer qu'une simple allumette effilée, ou un porte-mèche à fourche assez évasée, autour duquel on enroule une languette de coton. Après avoir trempé l'allumette ou le porte-mèche garni de coton dans le nitrate acide, on les essuie avec soin, le dernier surtout. Il reste toujours trop de caustique. Avoir soin de ne toucher que le centre de la plaque à cautériser. La périphérie sera suffisamment touchée par l'étalement du liquide.

Dans les régions très douloureuses, telles que la pointe de la langue, quand il existe des plaques nombreuses et très étendues, employer surtout le nitrate d'argent; de plus ne faire que des cautérisations partielles et espacer suffisamment les séances (quatre à cinq jours).

Les cautérisations partielles s'imposent, surtout pour les plaques qui occupent l'isthme du gosier, siège fréquent chez les fumeurs, ou le voile du palais, ce qui se voit souvent chez les femmes. Une cautérisation trop étendue amènerait de vives douleurs et des accidents graves de suffocation. Les douleurs, quoi qu'on fasse, sont toujours assez pénibles. Pour les calmer, en dehors des gargarismes émollients, conseiller de sucer de petits fragments de glace, de boire lentement des boissons glacées ou de déguster une glace à petites gorgées. L'intervalle entre chaque séance de cautérisation ne sera jamais moindre de quatre à cinq jours. Il est inutile et dangereux de cautériser à intervalles plus fréquents.

Un des accidents qui peuvent survenir, lorsque l'on emploie le nitrate d'arger est la chute d'un fragment de crayon dans la bouche, soit que le crayon soit mal emmanché, soit que, trop long, il se casse. D'autres fois, la fracture du crayon se fait, parce que le malade a un spasme de déglutition.

Une fois le crayon avalé, on combattra les accidents possibles, en mettant une poignée de sel dans de l'eau et en faisant avaler le tout au malade.

Lorsque l'on emploie le nitrate acide de mercure et qu'il coule une goutte de liquide dans la gorge, il se produit aussitôt un spasme effroyable ; le malade tombe et peut mourir presque immédiatement.

III. TRAITEMENT HYGIÉNIQUE. — Si bien faites qu'elles soient, les cautérisations échoueront sans une hygiène buccale sévère. Le tabac (tabac à fumer et chique), l'alcool seront proscrits. Le malade se soignera les dents avec une propreté minutieuse. Il devra se faire nettoyer les dents du tartre qui les envahit, se faire arracher les dents cariées.

En cas d'inflammation vive, les gargarismes émollients au pavot, à la guimauve, au lait, réussissent mieux que les astringents. A cette période, le chlorate de potasse, l'alun sont mal supportés. Conseiller de garder le liquide longtemps dans la bouche. Ces bains de bouche sont plus efficaces que les gargarismes. Quand l'inflammation tombe, employer les gargarismes astringents : les gargarismes au chlorate de potasse, au borate de soude ; les gargarismes au sublimé noirciraient les dents du malade.

Quand les douleurs sont par trop vives, employer exceptionnellement les badigeonnages avec la solution de cocaïne au vingtième :

> Chlorhydrate de cocaïne .... 1 gr.
> Eau distillée................., 10 ou 20 —

La décoction de 2 grammes de feuilles de coca dans 20 grammes d'eau donne également un soulagement marqué.

Panas.

Panser les plaques muqueuses avec :

> Chloral............................ 5 gr.
> Teinture d'eucalyptus ......, ..., 10 —
> Eau distillée...................... 500 —

PRODUCTION SUBLINGUALE DE FEDE.

Voir *Maladie de Riga*, page 187.

PROGNATHISME DENTAIRE.

Magitot.

Qu'il s'agisse du prognathisme ethnique ou du prognathisme artificiel, toute tentative de réduction doit

être déconseillée, la difformité étant le fait d'une déviation primordiale des os de la face, à laquelle on ne
peut remédier.

PRURIT DES GENCIVES.

E. Besnier.

Prescrire :

    Chlorhydrate de cocaïne..... .....   0 gr. 10
    Bromure de potassium... ....,   0 — 50
    Eau distillée................······· } àà 20 —
    Glycérine....,...................,....

Faire de nombreux attouchements et des frictions
fréquentes sur les gencives, avec le doigt trempé dans
cette solution.

J. Comby.

S'il y a turgescence et prurit de la gencive, on
peut les combattre, en prescrivant l'usage de hochets
émollients (racines de guimauve) et en pratiquant des
onctions gingivales avec l'un des collutoires suivants :

    Sirop de belladone..................,.   10 gr.
    Chlorhydrate de cocaïne.........,......   0 — 50

PSORIASIS BUCCAL.

Voyez *Leucokératose buccale*, page 182.

PTYALISME.

Pinard.

Ptyalisme puerpéral. — Le régime lacté produit
de bons effets.

Auvard.

Ptyalisme puerpéral. — I. TRAITEMENT INTERNE.
—Administrer des laxatifs.

Prescrire l'atropine, soit une ou deux pilules, soit un ou deux granules de 0,001, par jour.

II. TRAITEMENT EXTERNE. — Faire des frictions sèches sur les membres inférieurs et supérieurs.

PYORRHÉE ALVÉOLAIRE.

Voyez *Gingivite expulsive*, page 145.

RÉIMPLANTATION DES DENTS (1).

Péan.

Cette opération comprend trois temps principaux :
1° L'*extraction* ;
2° Le *traitement de la dent hors de la bouche* ;
3° La *remise en place de la dent.*
Les soins consécutifs à l'opération ont pour objet la dent et les parties voisines.

I. EXTRACTION. — Elle doit être faite au davier et avec précaution, pour éviter le plus possible de léser la gencive, le bord alvéolaire et la dent elle-même.

II. TRAITEMENT DE LA DENT HORS DE LA BOUCHE. — Il consiste dans la résection de la partie altérée à la lime ou avec la pince de Liston, et dans l'obturation de la carie, s'il y a lieu. Pendant tout ce temps, la dent est tenue dans un certain état d'humidité et au froid, autant que possible. On arrête l'hémorragie,

(1) Voyez *Greffe dentaire*, p. 156.

soit avec de l'eau simple, soit avec de l'eau légèrement alcoolisée.

III. Remise en place. — Elle est assez souvent douloureuse, facile pour les dents à racine unique, et difficile pour les dents à racines multiples.

Ces dernières peuvent sans grand préjudice être plus ou moins réséquées, afin de faciliter ce temps de l'opération.

IV. Soins consécutifs. — 1° *Dent.* — Dans la plupart des cas, la dent se maintient naturellement d'elle-même, soit par son emboîtement dans la cavité alvéolaire, soit par la pression des dents opposées. Mais pour les dents de devant, il peut être nécessaire de les immobiliser, à l'aide d'appareils spéciaux construits à l'avance ou de bandages convenablement disposés.

2° *Parties voisines de la dent.* — Lorsqu'il y a dans le voisinage des lésions osseuses avec fistules, et c'est le cas le plus fréquent, il convient d'en favoriser l'écoulement par les moyens ordinaires (lavages, cathétérismes, drainages). Ces soins sont indispensables et leur omission conduirait à un échec absolu, en laissant des liquides séjourner dans l'alvéole. Dans ce cas, l'importance d'une fistule bien établie est telle, que, si celle-ci n'existait pas, il faudrait la provoquer avant l'opération (application de sangsues, trépanation directe). Des cautérisations légères, au nitrate d'argent ou à l'acide chromique, du bord libre de la gencive, parfois fongueux, tout autour de la dent replantée, paraissent activer la consolidation.

Pour faire les choses méthodiquement, il faudrait faire un moulage de la mâchoire et construire un appareil prothétique, s'adaptant parfaitement à la dent qu'on se propose d'extraire, pour la réimplanter ensuite.

Schwartz.

Il importe, avant tout, d'éviter la suppuration de la plaie.

Dès que les dents sont extraites, elles sont enveloppées dans une compresse parfaitement antiseptique et chauffée à 37°.

La réimplantation doit être faite aussi profondément que possible.

Pour maintenir ces dents, pendant les premières heures qui suivent l'opération, on applique un moule en gutta-percha, qui est d'ailleurs une mauvaise substance et qu'on doit laisser le moins longtemps possible en place.

Si, au bout de vingt-quatre heures, les dents n'ont pas repris, c'est que l'opération ne réussira pas.

L'asepsie est la condition rigoureuse du succès.

Magitot.

On se trouve bien de gouttières en papier, collées avec du collodion sur les faces antérieure et postérieure de la dent opérée et de ses deux voisines.

Pour les molaires, dont les racines peuvent être divergentes, la remise en place s'accompagne d'un petit bruit sec, qui indique qu'elles ont repris leur position première.

Celles-là n'ont pas besoin d'appareil contentif, car, à l'inverse des uniradiculaires, que la résection a privées d'une grande partie de leur surface d'affleurement, les molaires n'ayant pas eu toutes leurs racines réséquées, ont une surface de greffe suffisante pour assurer leur immobilité.

Maintenir le trajet de la fistule béant, soit par un tube à drainage, soit par un cathétérisme répété. On favorise ainsi l'élimination des produits septiques divers, dont le foyer est le réceptacle : débris de périoste mortifié, productions fongueuses, fragments osseux détachés.

Ce drainage est particulièrement indiqué, lorsqu'il existe des fistules multiples, communiquant entre elles, comme par exemple un trajet traversant de part en part le maxillaire et réunissant deux orifices : l'un situé dans le vestibule, l'autre à la voûte palatine.

Un mode de drainage spécial consiste dans l'installation d'un fil métallique au travers de l'os, au moyen d'une aiguille de Deschamps détrempée, afin de suivre, sans les briser, les contours les plus sinueux.

Cette application, maintenue pendant plusieurs semaines, permet d'assurer non seulement le maintien de la greffe et sa consolidation régulière, mais encore favorise l'élimination régulière des produits inflammatoires accumulés dans le trajet osseux.

Quand on a affaire à des fistules gingivales, ou même à des fistules sous-cutanées qui ne sont pas trop anciennes, en prenant de grands soins antiseptiques, on peut se dispenser de drainer; on fait des injections dans le trajet, et bientôt la fistule se ferme quand la période inflammatoire est terminée.

Les suites de l'opération sont souvent fort simples. Si la consolidation s'effectue, les adhérences nouvelles sont établies dès les premières heures. La réaction locale est légère.

Le trajet fistuleux, même cutané, s'oblitérera. S'il est nécessaire d'y faire un curettage, on enlèvera ainsi le tissu nodulaire des fistules anciennes; mais généralement ce sera inutile et on aura une véritable production cicatricielle.

La gencive avoisinant l'alvéole est rouge et tuméfiée pendant les premiers jours qui suivent la réimplantation. Pour s'opposer à cette inflammation circonscrite, conseiller l'application, sur les gencives, de cataplasmes faits de ouate trempée dans la solution suivante :

Chlorate de potasse...................   5 gr.
Eau distillée........................... 150 —

Dissoudre à chaud.

RÉSECTION DE LA MACHOIRE INFÉRIEURE.

Tillaux.

I. RÉSECTION MÉDIANE. — 1° Détacher la lèvre inférieure et la peau du menton, pour les faire glisser au-dessus de l'os.

2° Placer la scie à chaîne en arrière de l'os et sectionner la mâchoire.

3° Passer un fil dans la langue avant de désinsérer le génio-glosse, de façon à empêcher l'obturation du larynx par la langue. Le fil sera maintenu en place vingt-quatre heures.

4° Suturer les bords de l'os.

II. RÉSECTION TOTALE. — 1° Division médiane, jusqu'au-dessous du menton de la lèvre inférieure. tendue par un aide. Placer une pince sur chaque coronaire.

2° En se guidant sur une aiguille courbe, passée en arrière de la symphyse du menton. disposer la scie à chaîne.

3° Section médiane du maxillaire. Rester autant que possible entre les deux génio-glosses. L'incisive correspondante sera enlevée au préalable.

4° Incision horizontale, parallèle au bord inférieur de la mâchoire, allant de l'extrémité inférieure de la plaie cutanée médiane à l'angle postérieur de l'os. — Mettre une pince sur l'artère faciale.

5° Dissection du lambeau formé par ces deux incisions. Raser la face externe de la mâchoire.

Au niveau de l'angle de la mâchoire, le masséter et le ptérygoïdien interne seront soigneusement détachés, de façon à contourner nettement cet angle avec le doigt.

6° Saisir l'extrémité interne de l'os avec les doigts, l'attirer en dehors et détacher la muqueuse et les muscles qui s'attachent au bord inférieur.

7° Section du tendon du temporal. Il faut se rappeler ici que ce tendon s'insère aux deux faces de l'apophyse coronoïde d'une façon très inégale : la face externe est à peine recouverte par quelques fibres tendineuses, alors que sur la face interne le tendon descend jusqu'à la base de l'apophyse. Pour exécuter la section du tendon, il faudra donc abaisser fortement le corps de la mâchoire pour rendre accessible l'attache du muscle et, à l'aide de fort ciseaux courbés, raser de près l'apophyse coronoïde. Ce temps est un des points délicats de l'opération.

8° Par un mouvement brusque de traction et de torsion combinées, arracher les ligaments articulaires et le muscle ptérygoïdien externe qui retiennent encore le maxillaire.

Cette opération demande à être rapidement conduite. Elle est à la fois complexe et difficile. Les procédés diffèrent plus ou moins. L'important est d'avoir un plan opératoire bien conçu et bien arrêté par avance.

RESTAURATION DE LA CAVITÉ BUCCALE.

Pozzi.

Restauration après résection du maxillaire supérieur. — 1° Détacher la muqueuse vestibulaire à son union avec les gencives, ainsi que cela se fait dans toutes les résections du maxillaire.

2° Tailler régulièrement cette muqueuse au lieu de la laisser libre sous forme de repli semi-lunaire flottant.

3° Suture à la muqueuse palatine du côté opposé.

Les résultats obtenus sont remarquables.

RÉTENTION SALIVAIRE
DANS LE CANAL DE STÉNON.

Terrier.

On traitera la cause. S'il s'agit d'une stomatite aphteuse ou d'une inflammation vive de la muqueuse buccale, on emploiera les antiphlogistiques et les boissons mucilagineuses.

Lorsque la douleur sera un peu calmée, on se servira des astringents, du borax, de l'alun ; on pourra employer le chlorate de potasse en gargarismes et à l'intérieur.

Pratiquer le cathétérisme du canal de Sténon pour le dilater, pour s'assurer qu'il est toujours perméable et prévenir son rétrécissement.

RÉTROVERSION DENTAIRE.

Magitot.

Les deux indications fondamentales du traitement sont :

1° Exercer sur la dent déviée une action d'arrière en avant, afin de ramener progressivement la dent supérieure au devant des inférieures et à sa place normale;

2° Supprimer temporairement l'influence des dents inférieures, cause de la persistance de la déviation.

On se sert pour atteindre ce but d'appareils à pression constante, analogues à ceux de l'antéversion (1).

SALIVATION MERCURIELLE.

Panas.

Faire des frictions sur les gencives avec :

Cachou pulvérisé............	} àà 15 gr.	
Quinine pulvérisée............		
Tannin,.........................	2 —	
Alun...........................	1 —	
Essence de menthe............	Q. S.	

Jules Simon.

Prescrire des gargarismes avec :

Eau de Botot..................	200 gr.
Alcoolat de cochléaria..........	10 —
Teinture de quinquina.	8 —
— de cachou..............	4 —
— de benjoin.	2 —

SALIVE ACIDE.

Quincerot.

Prescrire le gargarisme anti-acide suivant :

Bicarbonate de soud›............	5 gr.
Eau distillée...................	300 —
Sirop de mûres.................	40 —

Mêler.

(1) Voyez *Antéversion dentaire*, p. 67.

Se gargariser fréquemment, pour combattre l'acidité de la salive.

SCORBUT GINGIVAL.

Dieulafoy.

I. Prophylaxie. — Donner des fruits, des légumes frais, du jus de citron ou s limonades.

Éviter les habitations sombres et humides.

II. Traitement. — Toucher les gencives avec un mélange de jus de citron et d'alcool ou avec l'acide chlorhydrique dilué.

III. Régime. — Recommander les fruits et les légumes frais, les jus de cresson, de citron, d'orange ; donner des boissons vineuses et alcoolisées.

E. Bucquoy.

Contre les ulcérations des gencives, prescrire le gargarisme suivant :

Chlorate de potasse................	5 gr.
Eau distillée........................	250 —

Ou bien passer légèrement sur les gencives un pinceau trempé dans de l'acide chlorhydrique dilué.

SPASMES DE LA GLOTTE.

Dieulafoy.

I. Traitement de l'accès. — Aspersions d'eau froide sur le visage.

Frictions sur le corps.

II. Traitement de l'état général. — Antispasmodiques. Conseiller le changement d'air et le séjour à la campagne.

Rechercher la cause de l'affection et, s'il y a lieu de soupçonner une syphilis acquise ou héréditaire, agir en conséquence par le traitement spécifique.

STAPHYLORRAPHIE.

Tillaux.

La staphylorraphie est la méthode de choix pour réunir les divisions congénitales du voile du palais.

I. INDICATIONS. — Elles dépendent de la disposition anatomique de la division du voile du palais et de l'âge du malade.

1° *Simple division sans atrophie du voile du palais.* — Le cas est favorable ; après l'opération, le voile du palais sera mobile et souple.

2° *Division avec atrophie du voile du palais.* — « L'étoffe » manque, il faut s'attendre à une tension trop grande du voile du palais après la cicatrisation.

3° *Age favorable à l'intervention.* — On a proposé des staphylorraphies précoces : à six mois, un an, trois ans. Préférer les staphylorraphies tardives : attendre volontiers l'âge de raison.

II. TECHNIQUE. — 1° *Anesthésie.* — Le chloroforme a des inconvénients.

Préférer la cocaïnisation du voile du palais.

Asseoir le malade sur une chaise, la tête appuyée contre la poitrine d'un aide et la bouche bien ouverte :

Pour éviter que le sang ne tombe dans les voies aériennes et pour bien éclairer la voûte palatine, il faut imposer au patient la position déclive de Rose.

Badigeonner le voile du palais avec un pinceau imbibé d'une solution de cocaïne.

2° *Premier temps.* — Aviver les bords de la perforation et, avec un soin attentif, l'angle antérieur, de façon à obtenir un V d'avivement complet, au moyen du bistouri à lame droite et d'une pince à griffes.

3° *Deuxième temps.* — Conduire les fils d'argent à l'aide de l'aiguille courbe de Reverdin ; si les circonstances s'y prêtent, d'une lèvre à l'autre, sinon, alternativement au niveau de chaque lèvre et en dirigeant l'aiguille de la face inférieure vers la face supérieure du voile.

4° *Troisième temps.* — Rapprocher les fils, et si le voile du palais est trop tendu, faire des débridements libérateurs sur les côtés et limités en profondeur à la muqueuse du voile.

Au résumé, avivement en forme de V, pressage et serrage des fils, mais incisions libératrices conditionnelles ; voilà l'idéal.

III. SUITES DE L'OPÉRATION. — Le chirurgien devra formuler avec réserve les résultats fonctionnels de l'opération.

A l'aide de l'éducation phonétique, la voix s'améliorera ; cette éducation est le complément nécessaire de l'opération. Le nasonnement persistera, si le voile reste trop court, pour fermer, comme à l'état normal, toute communication de la cavité nasale avec le pharynx. Quant à la déglutition, elle s'améliorera.

Avec un bon résultat plastique, tels sont les bénéfices à peu près certains de cette opération, toujours délicate et souvent difficile.

STOMATITE.

Jaccoud.

Stomatite ulcéro-membraneuse et gingivite chroniques. — Prescrire un gargarisme astringent, à base de quinquina et de chlorate de potasse ·

Chlorate de potasse..................   5 gr.
Teinture de cochléaria..............   25 —
Décoction de quinquina............ 200 —
Miel rosat........................   50 —

On répétera plusieurs fois, dans la journée, ce gargarisme.

Panas.

Stomatite mercurielle. — La stomatite mercurielle résulte toujours d'une stomatite antérieure. On peut toujours l'éviter, en guérissant d'avance par un traitement local, les gencives et les alvéoles :

1° Enlever avec soin le tartre ;

2° Appliquer des topiques antiseptiques jusqu'au fond des alvéoles malades (teinture d'iode, acide phénique à 1/20).

Le chlorate de potasse est inutile à l'intérieur ou en gargarismes. En gargarismes, il peut même avoir une action irritante pour la muqueuse et prédisposer à la stomatite.

Il ne sert nullement à prévenir la stomatite et ne la guérit pas davantage.

Jules Simon.

Stomatite ulcéreuse des enfants. — Prescrire des gargarismes avec :

Alcoolature de cochléaria .... 10 gr.
Teinture de quinquina..............   8 —
   —   de cachou... ....   4 —
   —   de benjoin. ... ...   2 —
Eau de Botot...................... 200 —

Une ou deux cuillerées à bouche dans un verre d'eau.

Dujardin-Beaumetz.

Stomatite aphteuse. — Attouchements des vésicules avec :

Acide azotique cristallisé...........	2 gr.
Sirop de mûres	} âa 20 —
Miel rosat.....................	
Eau distillée....................	200 —

Ferrand.

Stomatite simple. — I. TRAITEMENT. — Gargarismes et collutoires émollients ou alcalins (borax, bicarbonate de soude, eau de Vichy, lait).

II. RÉGIME. — Alimentation douce, n'exigeant aucun effort de mastication.

Boissons douces et détersives, alcalines.

Stomato-gingivite expulsive. — Gargarismes toniques ou même astringents et stimulants (pyrèthre, tormentille, iode, iodure de potassium).

Stomatite ulcéro membraneuse. — I. TRAITEMENT LOCAL. — Employer les attouchements avec borax, chlorure de chaux, chlorure de potasse.

II. TRAITEMENT GÉNÉRAL. — Toniques et stimulants.

Stomatite mercurielle. — Supprimer le mercure comme médicament.

Faire usage de gargarismes au chlorate de potasse. Si la fluxion inflammatoire est considérable, recourir aux antiphlogistiques et aux émissions sanguines.

Alterner les astringents acides (alun) avec les alcalins (borax, etc.).

Descroizilles.

Stomatite diphtérique ou gangreneuse. — Prescrire le gargarisme suivant :

Quinquina rouge...................   10 gr.
Eau distillée..................... 130 —

Faire une décoction.
Ensuite faire infuser :

Roses rouges.....................   3 gr.
Eau bouillante................... 150 —

Réunir l'infusion à la décoction de quinquina et ajouter :

Teinture de myrrhe..............   4 gr.
Acide chlorhydrique............. VI gouttes

Pour un gargarisme.

Stomatite aphteuse. — Gargarismes avec :

Chlorate de potasse ....   2 gr.
Eau de menthe...................   5 —
Sirop de cachou................. 10 —
 —   simple.................... 30 —
Eau de tilleul .... 40 —

S e v e s t r e .

Stomatite impétigineuse. — 1° *Période pustuleuse.* — Lotions avec de l'eau chloralée, de l'eau boratée, ou de l'eau salolée.

2° *Période croûteuse.* — Provoquer la chute des croûtes par les cataplasmes de fécule de pommes de terre, arrosés d'eau boriquée. Après quoi, on pansera la surface découverte, à l'aide d'une solution d'eau chloralée et d'une insufflation d'iodoforme pulvérisé sur les lèvres.

3° *Période ulcéreuse.* — Après la chute des plaques, badigeonner les ulcérations avec la glycérine phéniquée à 10 pour 100, avec le naphtol camphré, le phénol sulforiciné à 20 pour 100, ou mieux, avec le salol sulforiciné, préparation aussi antiseptique, mais moins douloureuse.

Chauffard

Stomatite érythémateuse. — Avoir recours à un traitement aussi simple que possible :

1° Suppression de la cause.

2° Conseiller les gargarismes émollients, légèrement opiacés.

3° Si la douleur est trop vive, faire sucer au malade de petits fragments de glace.

Stomatite ulcéro-membraneuse. — 1° Lavages antiseptiques de la bouche, plusieurs fois par jour.

2° Chlorate de potasse, en gargarismes et en potions.

3° Toucher les points ulcérés avec un caustique léger, tel que la teinture d'iode.

Stomatite mercurielle. — I. TRAITEMENT LOCAL. — 1° Le chlorate de potasse trouve ici son application, à la fois comme préventif et comme curatif.

2° Cautériser les points ulcérés avec l'acide chlorhydrique fumant ou avec le nitrate d'argent.

II. TRAITEMENT GÉNÉRAL. — Il comprend deux indications :

1° Favoriser l'élimination du mercure par l'administration de l'iodure de potassium et les bains sulfureux.

2° Soutenir l'organisme : toniques, vin, café, quinquina.

III. RÉGIME. — Employer des substances alimentaires à la fois réparatrices et faciles à avaler sans efforts de mastication (lait, potage, œufs, jus de viande).

Magitot.

Stomatite érythémateuse. — Contre les phénomènes aigus, prescrire le gargarisme suivant :

Borate de soude.	15 gr.
Thymol.	0 — 20
Eau distillée.	1000 —

Poinsot.

Stomatite ulcéro-membraneuse. — Faire un lavage antiseptique, puis badigeonner les points ulcérés, avec un pinceau trempé dans le mélange suivant :

    Alcool absolu . . . .   10 gr.
    Iodoforme . . . .   0 — 50

Tennesson.

Stomatite ulcéro-membraneuse. — I. Traitement interne. — Les effets du chlorate de potasse et du chlorate de soude à l'intérieur n'ont pas le temps de manifester leur action, tant les effets du traitement local sont rapides ; les effets du gargarisme au chlorate de potasse sont nuls.

II. Traitement externe. — Tous les antiseptiques locaux réussissent, à condition qu'on les emploie à dose suffisante. Le meilleur est l'acide lactique en solution au 1/2 ou au 1/3. On badigeonne les ulcérations avec cette solution, trois fois par jour. La douleur est nulle. Les résultats sont rapides, les ulcérations sont détergées en vingt-quatre heures, et les plus profondes sont guéries en une semaine.

Le malade doit, en outre, se rincer fréquemment la bouche avec un liquide aseptique, non excitant, avec de l'eau bouillie par exemple. On peut y joindre un peu d'hydrate de chloral (1 gr. pour 1/2 litre d'eau), lequel est à la fois antiseptique et analgésique.

Mais on se gardera d'y ajouter du sirop. Le liquide sucré adhère aux dents, aux gencives et constitue pour les organismes inférieurs un milieu de culture.

Stomatite pultacée. — Le traitement local est loin de donner les mêmes résultats que dans la stomatite ulcéro-membraneuse.

Veiller à la propreté de la bouche et prescrire les antiseptiques sous forme de bains, badigeonnages, pulvérisations; les prescrire l'un après l'autre, jusqu'à ce que la maladie entre en résolution.

Stomatite mercurielle. — I. TRAITEMENT EXTERNE. — 1° *Première période.* — Suspendre immédiatement et complètement l'usage du mercure.

Bains de bouche émollients, aseptiques, non sucrés.

Le chlorate de potasse ne semble pas être très utile.

2° *Période d'ulcérations.* — Le traitement est celui de la stomatite ulcéro-membraneuse.

Les badigeonnages avec une solution mercurielle peuvent être utiles, mais ils ne sont pas nécessaires et il est plus prudent de s'en abstenir, car on ne sait pas jusqu'où va la susceptibilité du malade. Les antiseptiques moins dangereux seront préférés et, parmi ceux-ci, l'acide lactique donne d'excellents résultats.

II. PROPHYLAXIE. — Ne jamais prescrire un traitement mercuriel, avant que la bouche ne soit en bon état.

Le chlorate de potasse n'a aucune action préventive et ne remplace pas la propreté.

Les frictions prédisposent davantage à la stomatite, car il est impossible de doser la quantité exacte de mercure qu'elles introduisent dans la circulation. Elles doivent donc être proscrites, lorsqu'on peut s'en passer.

Il faut renoncer aux préparations mercurielles, chez certains sujets, d'une sensibilité exceptionnelle.

Balzer.

Stomatite mercurielle. — Chaque matin, enlever avec une curette mousse les enduits qui siègent sur la muqueuse de la langue, sur les gencives, les dents et les joues; enlever ces enduits plusieurs fois par jour à l'aide d'un pinceau de coton hydrophile, imbibé de liquides antiseptiques (eau naphtolée, boriquée, eau de mélisse additionnée d'eau tiède, en parties égales); badigeonner la bouche avec cette eau, plusieurs fois dans la journée.

Isoler les joues des dents et des gencives, à l'aide de *tamponnets de coton*, placés dans le repli gingival et même sous la langue. Ces pansements à demeure répondent à une indication formelle, car c'est surtout au contact des dents que se forment les ulcérations.

E. Hirtz.

Stomatite aphteuse infectieuse des enfants. — I. TRAITEMENT LOCAL. — 1° *Première période.* — Gargarismes, fumigations émollientes.

2° *Période ulcéreuse.* — Pour *calmer les douleurs excessives*, interposer entre les muqueuses gingivale et bucco-labiale de petits tampons de ouate hydrophile, imbibés de la solution suivante :

Salicylate de soude...............	1 gr.
Chlorhydrate de cocaïne	2 —
Eau distillée.....................	100 —

3° *Période de réparation.* — Gargarismes et bains de bouche légèrement astringents, solution de coaltar saponiné faible.

II. TRAITEMENT GÉNÉRAL. — Laxatifs légers.

Pratiquer l'antisepsie intestinale avec :

Salicylate de bismuth..........	
Naphtol........................	àà 2 gr.

Pour vingt-quatre heures.

Contre la *fièvre*, sulfate de quinine.
Contre l'*insomnie*, injections de morphine.
III. RÉGIME. — Laitage, œufs à peine échaudés.

Marfan.

Stomatite herpétique des enfants. — I. TRAITE-
MENT LOCAL. — Faire laver fréquemment la bouche
avec de l'eau boriquée saturée ou de l'eau phéniquée
faible (1 p. 500).

De plus, toucher directement les ulcérations avec un
topique approprié.

On peut employer les attouchements avec une solution de nitrate d'argent au 1/20, ou de permanganate de potasse au 1/500, ou mieux encore avec une
solution d'iode iodurée :

Eau distillée................	}	àà 10 gr.
Glycérine		
Iode....	}	àà 40 centig.
Iodure de potassium...		

II. TRAITEMENT GÉNÉRAL. — La stomatite herpétique s'accompagnant souvent au début d'une cépha-
lalgie violente et d'un mouvement fébrile très accen-
tué; il faut, dans ce cas, administrer du sulfate de
quinine.

Stomatite ulcéro-membraneuse. — C'est le chlorure de chaux sec qui l'emporte de beaucoup sur les
nombreux topiques recommandés; on prend un peu
de cette poudre sur le doigt et on la porte directement sur les ulcérations, en appuyant légèrement.

J. Comby.

Stomatite aphteuse ou herpétique chez l'enfant.
— I. TRAITEMENT LOCAL. — Attouchements avec l'une
des préparations suivantes :

N° 1. Borate de soude....................   4 gr.
      Teinture de myrrhe..... ....   8 —
      Sirop de mûres......................   60 —

N° 2. Chlorure de chaux...................   2 gr.
      Miel................................   20 —

N° 3. Phosphate de soude.................   10 gr.
      Eau de roses......................   25 —
      Miel rosat........................   50 —

N° 4. Borax ....   4 gr.
      Teinture de benjoin...... ....   2 —
      Eau distillée......................   10 —
      Sirop de miel......................   20 —

N° 5. Acide salicylique..................   2 gr.
      Alcool à 60°......................   10 —
      Glycérine.........................   20 —

N° 6. Chlorate de potasse................   2 gr.
      Glycérine.........................   20 —

F. s. a. — Toucher les ulcérations de la bouche, six fois par jour, avec un pinceau trempé dans l'une de ces solutions.

Employer la pommade boriquée au 1/10, appliquée principalement sur le bord libre des lèvres.

Il faut y joindre l'usage de lavages antiseptiques avec une solution faible de liqueur de Van Swieten, ou mieux encore des lavages répétés avec une solution de chlorate de potasse à 5 pour 100 et cela cinq ou six fois par jour.

II. TRAITEMENT PROPHYLACTIQUE. — Prescrire le lait bouilli ou stérilisé.

Nettoyer soigneusement les ustensiles.

Stomatite impétigineuse localisée au bord libre des lèvres. — 1° *Période pustuleuse.* — Au début, dans la période pustuleuse, lotions à l'eau boriquée, à l'eau salolée, à l'eau chloralée et, au besoin, avec la solution faible de liqueur de Van Swieten ; puis, dans l'intervalle des lotions, protéger les régions malades par des badigeonnages avec la glycérine et des lavages répétés avec la solution aqueuse de chlorate de potasse à 5 pour 100.

La supériorité du chlorate de potasse ne semble pas établie : c'est un médiocre agent antiseptique et il n'est pas indiqué, à cette période, de faire appel à ses vertus astringentes.

2° *Période croûteuse.* — Il importe de provoquer la chute des croûtes, par le classique cataplasme de fécule, arrosé d'eau boriquée et de panser la surface qu'elles recouvrent.

Stomatite impétigineuse des parois buccales, du voile et des piliers du palais, des joues, etc. — Dès le début, dans la période des plaques et pendant toute la durée de la maladie, faire des irrigations chaudes et fréquentes avec l'eau boriquée, chloralée ou mieux salolée ; le salol, maintenu en suspension dans le véhicule, ayant l'avantage de former un dépôt sur la muqueuse ; ce qui est une circonstance favorable pour en réaliser l'antisepsie.

Galippe.

Stomatite mercurielle — Faire des lavages avec le mélange suivant :

Acide benzoïque.....................	3 gr.
— thymique.....................	10 centigr.
Teinture d'eucalyptus.............	10 gr.
Eau distillée.....................	1000 —

Le Gendre.

Stomatite de dentition. — I. TRAITEMENT LOCAL. — 1° Irrigations et pulvérisations fréquentes, sur la muqueuse enflammée, avec :

    Acide borique...................... 20 gr.
    Décoction de racines de guimauve... 500 —

2° Appliquer sur les gencives, avec un pinceau trempé au préalable dans l'eau bouillante, le collutoire suivant :

    Chlorhydrate de cocaïne..... ...... 0 gr. 10.
    Chlorate de soude................... 15 —
    Glycérine .... } ää 10 —
    Eau distillée......................

II. TRAITEMENT GÉNÉRAL. — En cas d'insomnie et d'agitation, donner d'heure en heure la potion suivante :

    Bromure de sodium...... .... 1 gr.
    Sirop de fleurs d'oranger.......... 20 —
    Julep gommeux.................... 40 —

Stomatite de la fièvre typhoïde. — Pour modifier l'état fuligineux des lèvres et des dents et la sécheresse des gencives et de la langue, laver soigneusement, deux fois par jour, la bouche et nettoyer les dents avec une solution alcaline, par exemple de l'eau de Vichy additionnée d'un peu de glycérine ou avec le collutoire suivant :

    Chlorate de potasse................ 0 gr. 75
    Acide borique .... 1 —
    Glycérine......................... 10 —
    Jus de citron..................... 15 —

Faire dissoudre.

Ce collutoire modifie rapidement l'état fuligineux des lèvres et des dents, la sécheresse des gencives et de la langue.

SYCOSIS DE LA BARBE.

E. Besnier.

Ne pas pratiquer des applications irritantes, qui ont pour effet d'enflammer la région et qui peuvent produire un phlegmon.

La barbe sera coupée avec des ciseaux et on se débarrassera des produits épidermiques et autres par des pulvérisations humides et des cataplasmes. A ce moment, on appliquera des bandes de tarlatane, recouvertes d'un mélange de :

Onguent diachylon	
Huile d'olives.	} ââ P. E.

On épilera à la périphérie de tous les points qui environnent les taches.

La moustache n'est jamais atteinte; ce qu'on y voit c'est l'eczéma récidivant de la lèvre supérieure.

Tennesson.

Pratiquer le curettage.

I. SOINS PRÉLIMINAIRES. — La barbe est coupée, détergée de ses croûtes.

Pratiquer l'épilation, sans se laisser intimider par la douleur, qui n'est pas considérable lorsque l'opération est pratiquée rapidement.

L'épilation n'est pas aussi douloureuse qu'on pourrait le croire, et doit être terminée en une ou deux séances. Après l'épilation, appliquer des cataplasmes de fécule froids.

II. CURETTAGE. — On procédera au curettage, le lendemain du jour où on aura donné à la région les soins préliminaires.

1° *Anesthésie.* — Ne pas faire d'anesthésie locale.

Les *badigeonnages* à la cocaïne sont illusoires en pareils cas.

Les *injections* de cocaïne sont excellentes, mais demandent beaucoup de temps.

Quant au *stypage* avec le chlorure de méthyle, il durcit et colore uniformément en blanc de neige tous les tissus, tissus sains et tissus malades; il faut donc renoncer au stypage dans les opérations dermatologiques où la vue et le toucher doivent servir à quelque chose.

2° *Positions du malade et de l'opérateur.* — Le malade est placé sur un lit étroit.

Un aide se tient en face de l'opérateur, pour éponger le sang et le pus, enlever les débris des tissus, vider la curette, tout cela vivement, sans interruption.

3° *Instruments.* — L'instrument nécessaire est une grosse curette tranchante, à manche épais et court.

4° *Technique.* — Le manche étant saisi à pleine main, on conduit rapidement et vigoureusement la curette dans les tissus sycosiques, qu'elle pénètre facilement.

Il ne faut pas craindre de trop enlever, les débutants n'enlèvent jamais assez.

Dans les parties malades dures au toucher, l'instrument entre comme dans une pâte molle et friable. Dès qu'on arrive sur les tissus sains, la main perçoit une sensation de résistance qui ne trompe pas. Les points résistants indiquent les tissus sains ou les nodules sycosiques indurés, susceptibles de rétrocession sans suppuration.

La douleur est assez vive, mais ne dure pas longtemps, si l'opérateur a la pratique de la curette; cette pratique s'acquiert très vite.

On arrête facilement l'hémorragie avec de la ouate. On lave ensuite et on panse à l'iodoforme.

14.

III. Résultats. — En deux ou trois minutes, on a ainsi transformé le sycosis en une plaie simple, qui guérit dans le temps voulu pour une plaie simple.

Plus le sycosis est intense, plus les effets de la curette sont brillants.

Les accidents opératoires sont nuls.

Le malade doit être prévenu que le traitement laissera après lui des plaques d'alopécie cicatricielle indélébiles. Elles sont le résultat de la suppuration qui a détruit les follicules et les papilles ; elles ne sont pas la conséquence de l'opération; on les observe après les autres modes de traitement.

La curette bien conduite n'enlève que ce qui est déjà détruit par le pus, mais elle enlève en quelques instants ce qui, sans elle, mettrait des semaines ou des mois à s'éliminer.

III. Soins consécutifs. — Lavages antiseptiques. Pansements iodoformés.

Contre les nodules sycosiques, qui résistent à la curette et qu'elle doit respecter, parce qu'ils peuvent rétrocéder sans suppuration, le meilleur traitement consiste en badigeonnages à la teinture d'iode, deux ou trois fois par jour.

Le sycosis étant guéri, il reste à traiter l'affection primitive : eczéma, trichophytie.

Brocq.

Nettoyage complet et épilation des régions atteintes et des régions périphériques.

Ensuite lotions et pommades parasiticides.

SYPHILIS BUCCALE (1).

Alfred Fournier.

Prescrire :

Nº 1. Protoiodure de mercure. . . . .   5 gr.
      Extrait d'opium . . . .   1 —

Pour cent pilules, contenant chacune 0 gr.05 de protoiodure. — Prendre une pilule le soir.

Nº 2. Sirop simple . . . .   350 gr.
      Anisette de Bordeaux . . . .   150 —
      Iodure de potassium . . . .   25 —

De une à quatre cuillerées à soupe de cette potion par jour.

Syphilis linguale. — 1º *Accidents primitifs*. — Le chancre lingual suit la même évolution que le chancre génital. Il tend à la réparation et le traitement est réduit à peu de chose.

TRAITEMENT. — *a*) Gargarismes fréquents avec :

Miel rosat. . . . .   15 gr.
Glycérine. . . . .   15 —
Borax . . . .   1 —

b) Tous les trois ou quatre jours, attouchements au nitrate d'argent.

c) Bains locaux, avec eau de guimauve ou de camomille.

d) Suspendre l'usage du tabac.

2º *Accidents secondaires*. — I. TRAITEMENT HYGIÉNIQUE. — Indépendamment du traitement mercuriel, il faut prescrire les soins d'hygiène générale; abstention du tabac et de l'alcool.

Nettoyage de la bouche et des dents.

(1) Voyez, en outre *Plaques muqueuses*, p. 217.

II. Traitement local. — *a*) Recourir aux cautérisations, soit avec le nitrate d'argent, soit avec le nitrate acide de mercure.

Le nitrate d'argent suffit pour les petites lésions de syphilides miliaires.

Lorsque les lésions sont plus importantes, employer le nitrate acide de mercure. Il est plus douloureux que le nitrate d'argent ; il a l'inconvénient de fuser autour de la surface sur laquelle on l'applique.

On aura soin de pratiquer un attouchement très léger, en se servant, pour déposer le nitrate acide, non pas d'une baguette de verre qui peut laisser tomber quelques gouttes sur les régions voisines, mais d'une allumette taillée à son extrémité. On la trempe dans la solution caustique, et on touche le centre de la lésion.

b) D'abord, gargarismes émollients, puis gargarismes au chlorate de potasse ou au borax.

c) Attouchements plusieurs fois par jour avec :

Miel rosat	}	àâ 10 gr.
Glycérine		
Borax....., ...		3 —

3° *Accidents tertiaires*(1). — I. **Traitement général.** — S'il s'agit d'une *gomme*, l'iodure de potassium seul suffit.

S'il s'agit d'une *sclérose*, le mercure est le médicament par excellence et l'iodure de potassium n'a que peu d'action.

On emploiera les pilules de Dupuytren (trois par jour) ou le protoiodure.

Les frictions mercurielles rendent parfois de grands services.

(1) Voir *Glossite syphilitique*, p. 151.

Compléter le traitement par une saison à Uriage.

II. TRAITEMENT LOCAL. — 1· Hygiène locale, rigoureuse : lavages de la bouche, après chaque repas ; éviter les mets irritants.

2° Gargarismes émollients : éviter les gargarismes alunés ou sublimés.

3° Bains de bouche, plusieurs fois par jour.

4° Pulvérisations avec :

Eau distillée.........	250 gr.
Iodure de potassium.........:.... ..	2 —
Iode..	XL gouttes

5° Les cautérisations à l'aide de la pointe du crayon sont très utiles dans la glossite scléreuse, lorsqu'il y a des fissures ou des rhagades. On les fera tous les quatre ou cinq jours, pas plus, en se servant de nitrate d'argent et non de nitrate acide. Par contre, les cautérisations sont absolument inutiles sur la surface des glossites scléreuses.

Dans la forme gommeuse, les cautérisations à la teinture d'iode sont utiles quand l'escarre gommeuse est éliminée ; elles sont inutiles sur les gommes non ulcérées.

J. Darier.

Syphilis bucco-pharyngée. — I. TRAITEMENT GÉNÉRAL. — Instituer le traitement spécifique.

1° *Contre le chancre et les accidents secondaires.* — Administrer le mercure, sous forme de pilules de protoiodure, de sublimé, ou en injections hypodermique.

2° *Contre les accidents tertiaires.* — S'il s'agit de gommes, administrer de préférence l'iodure de potassium ; contre *la glossite scléreuse*, le mercure donne de meilleurs résultats.

II. TRAITEMENT LOCAL. — D'une manière générale, chez tous les syphilitiques, veiller à la mise en état des dents par un dentiste. Conseiller des poudres et des eaux dentifrices, pour entretenir la cavité buccale et les dents dans une propreté irréprochable.

1° *Chancre sur les lèvres*. — Le recouvrir d'un emplâtre adhésif quelconque; quand il siège *dans la bouche*, pratiquer quelques cautérisations.

2° *Accidents secondaires*. — Cautérisations des *plaques muqueuses*, à l'aide du crayon de nitrate d'argent ou de nitrate acide de mercure.

Les douleurs seront calmées à l'aide d'une infusion de coca ou d'une solution de cocaïne.

3° *Ulcérations spécifiques*. — Employer les *pulvérisations* et les *irrigations antiseptiques*, à l'aide de la solution iodo-iodurée (liquide de Gram).

Eau distillée	250 gr.
Iodure de potassium	2 ou 3 —
Teinture d'iode.	XL gouttes

Attouchements à la teinture d'iode.

Les cautérisations énergiques sont plutôt nuisibles et il vaut mieux s'en abstenir.

4° *Pertes de substance* et *Perforations*. — On aura recours aux appareils prothétiques ou à une intervention chirurgicale, s'il y a lieu.

III. Traitement hygiénique. — Prescrire une hygiène rigoureuse de la bouche : suppression du tabac, de l'alcool, des mets épicés, irritants.

TIC DE LA FACE.

Le Dentu.

Tic douloureux de la face. — I. Traitement chirurgical. — Les différents modes de traitement sont : l'élongation, la névrotomie, la névrectomie, l'extirpation ganglionnaire.

1° *Élongation.* — Elle donne quelquefois de bons résultats, on pratique l'élongation du facial, du trijumeau, ou du lingual.

2° *Névrotomie.* — Elle ne détermine qu'une amélioration passagère. Les récidives douloureuses sont dues à la réunion des deux segments nerveux trop voisins l'un de l'autre.

3° *Névrectomie.* — C'est un bon procédé. La névrectomie ou résection nerveuse est une opération qui a pour but d'enlever un tronçon plus ou moins long du nerf malade.

La névrectomie n'est utile que dans le cas de névralgie ou de névrite périphériques.

4° *Extirpation ganglionnaire.* — C'est un bon procédé, mais l'opération est difficile.

L'extirpation du ganglion de Gasser est indiquée dans les cas de névralgie portant sur toutes les branches du trijumeau, lorsque tous les nerfs sont atteints à peu près au même degré.

Germain Sée.

Prescrire l'usage journalier de l'antipyrine, à la dose de 5 grammes, et faire des injections sous-cutanées avec la solution suivante :

        Antipyrine... .. .. 50 cent.
        Eau distillée.,.. .... 75 —

On peut y ajouter 1 centigramme de cocaïne(1).

(1) Voy. Lefert, *La Pratique des Maladies du Système nerveux,* article *Tics.*

TUBERCULOSE DES AMYGDALES.

Dieulafoy.

Tuberculose larvée des amygdales. — I. TRAITEMENT PROPHYLACTIQUE. — Comment éviter la contamination d'un enfant issu de souche tuberculeuse et prédisposé à faire du tissu lymphatique exubérant.

La contamination peut se faire par voie respiratoire ou par voie digestive.

Il faut constater surtout l'importance de la voie respiratoire, avec atteinte débutant par l'amygdale pharyngée, tandis que les aliments infectent d'abord les amygdales palatines, de là nécessité :

1° D'éloigner, autant que possible, l'enfant du milieu tuberculeux, et, si c'est impossible, d'insister sur l'emploi des crachoirs à eau ;

2° D'éviter, autant que faire se peut, l'usage des aliments capables de propager le virus, et surtout les laitages non cuits, les viandes salées ;

3° De régler avec soin l'hygiène, car on sait avec quelle fréquence la tuberculose semble éclater à la faveur d'une infection secondaire.

II. TRAITEMENT CURATIF. — Un individu, enfant ou adulte, ayant une tuberculose larvée des amygdales, comment faut-il intervenir?

Les moyens dont nous sommes armés n'offrent pas toujours une réelle efficacité. Un jour viendra, sans doute, où munis d'un sérum bienfaisant, nous pourrons lutter avec l'infection tuberculeuse comme nous luttons avec l'infection diphtérique et comme nous commençons à lutter avec l'infection streptococcique. Jusque-là, il faut se contenter des moyens que nous possédons en choisissant autant que possible les meilleurs.

1° *Moyens médicaux.* — Ces moyens médicaux concernent le traitement général, ils ont pour but de mettre l'économie en état de défense ; ils la préparent pour la lutte, et ils l'aident parfois à sortir victorieuse de cette lutte.

Aucune médication n'est comparable à celle qui a pour base principale une alimentation riche en substances graisseuses et huileuses : huile de foie de morue, émulsions, caviar, sardines à l'huile, thon mariné, pâté de fois gras, tartines de beurre, etc.

2° *Moyens hygiéniques.* — Ils tiennent une place importante au cas de scrofulo-tuberculose amygdalienne et ganglionnaire.

L'air marin, le séjour au bord de la mer ont une action puissante. Sur 1293 cas d'engorgements ganglionnaires cervicaux et maxillaires entrés à l'hôpital de Berck, on a obtenu, dans 900 cas, la disparition de ces engorgements ganglionnaires.

Dans le même ordre d'idées, rentrent les cures de Salies-de-Béarn, de Salins, de Creuznach.

3° *Traitement chirurgical.* — Au cas d'hypertrophie des amygdales et de végétations adénoïdes, faut-il pratiquer l'ablation, la cautérisation, la destruction au galvano-cautère ?

On a plusieurs fois constaté l'utilité et même la nécessité de l'intervention chirurgicale.

TUBERCULOSE DE LA LANGUE.

Verneuil.

Quelquefois, la guérison d'une tuberculose de la langue peut être obtenue par des cautérisations répétées à l'acide chromique.

E. Besnier.

Appliquer localement l'iodoforme, en le réduisant en poudre, ou mieux en le précipitant par l'éther et en faisant évaporer le véhicule.

Constantin Paul.

Le naphtol camphré donne d'excellents résultats.

Bucquoy.

On obtient de bons résultats par les attouchements avec :

Acide phénique	0 gr. 20
Glycérine	30 —

Fernet.

Les attouchements au naphtol camphré, répétés pendant deux ou trois mois, donnent une guérison presque complète, alors que l'acide lactique reste impuissant.

H. Rendu.

L'acide lactique en solution au 1/100 donne de bons résultats.

Chauffard.

Les attouchements de naphtol camphré paraissent utiles.

Le traitement ioduré a été nuisible.

A. Broca.

Applications de solutions concentrées de naphtol camphré, d'acide lactique, de glycérine iodoformée et créosotée.

Raclage avec la curette des granulations miliaires infiltrant les parois.

TUBERCULOSE DES LÈVRES.

A. Broca.

Suivant l'étendue des lésions et ce qu'on en peut espérer au point de vue du pronostic, on aura recours à un traitement palliatif ou à un traitement curatif.

I. TRAITEMENT PALLIATIF. — Il convient aux cas d'ulcérations étendues. Le chlorate de potasse en badigeonnages est parfois utile.

Le fer rouge ne semble pas donner de bons résultats.

II. TRAITEMENT CURATIF. — Lorsque la lésion est peu étendue, lorsque le sujet est jeune et vigoureux, pratiquer l'ablation large au bistouri et suturer.

Barth.

Ulcérations tuberculeuses. — Prescrire la glycérine phéniquée, suivant la formule :

Acide phénique . . . .   0 gr. 20
Glycérine . . . .   30 —

Sevestre.

I. TRAITEMENT LOCAL. — L'iodoforme procure un heureux résultat.

Si les douleurs causées par la perte de substance sont très vives, on pourra recourir à un collutoire à la cocaïne.

II. Régime. — Soumettre le malade à un régime tonique, qui constitue le fond de tout traitement chez un tuberculeux.

TUMEURS DE LA LANGUE.

Paul Berger.

Tumeurs malignes. — Enlever les ganglions, sains ou malades, de la région sus-hyoïdienne et hyoïdienne, la glande sous-maxillaire et pratiquer la ligature des artères linguale et faciale.

On procède, avec le bistouri ou les ciseaux, à l'excision directe et très large de la partie malade, en ayant soin de faire porter la section, à distance du mal sur les tissus sains. Il y a un réel avantage à réunir la vaste perte de substance qui résulte de cette ablation, au moyen de points de suture, les uns profonds, les autres superficiels, faits avec du fil de soie ; on obtient une hémostase immédiate complète et on abrège le temps nécessaire à la guérison.

TUMEURS DES GLANDES SALIVAIRES.

Verneuil.

Pour éviter la récidive, il est bon de joindre à l'excision de la tumeur une cautérisation de la cavité, comme si l'on voulait détruire une poche kystique.

Ch. Monod.

Tumeurs mixtes des glandes de la muqueuse

buccale. — Ces tumeurs demeurent un certain temps bénignes et sont alors facilement énucléables.

Plus tard, elles sont susceptibles de se transformer en tumeurs malignes avec généralisation.

Il est donc tout indiqué d'intervenir le plus tôt possible par une ablation généralement très facile.

TUMEURS DU PLANCHER BUCCAL.

Hartmann.

Tumeurs malignes du plancher buccal. — Pratiquer l'extirpation aussi complète que possible de la tumeur. Au besoin, on réséquera une partie du maxillaire inférieur.

ULCÉRATIONS DE LA LANGUE.

A. Broca.

Ulcérations linguales. — Ces ulcérations, chez l'enfant, sont souvent entretenues par des dents cariées.

Le traitement consistera à limer les dents ou à les extraire et les ulcérations qui tarderaient à guérir seront touchées au crayon de nitrate d'argent ou à l'acide chromique.

Le Gendre.

Ulcérations du frein de la langue. — On voit ces ulcérations dans la coqueluche. Elles sont dues à la projection du frein contre les incisives inférieures, au cours de la quinte.

Pulvérisations et lotions antiseptiques.

Attouchements à la teinture d'iode, si la réparation tardait trop à se faire.

URANOPLASTIE.

Verneuil.

L'uranoplastie, regardée autrefois comme une des restaurations les plus difficiles, donne actuellement d'excellents résultats par le nouveau procédé des deux lambeaux en pont, avec conservation intégrale du périoste, dû à Dieffenbach et remis en honneur par Baizeau et Ollier.

TECHNIQUE. — L'opération comprend deux temps :

1° Formation de deux lambeaux à vitalité certaine;

2° Conservation du périoste palatin à leur face supérieure.

Premier temps. — Tailler symétriquement, de chaque côté de la perforation médiane, deux lambeaux en forme de parallélogramme, qu'on laissera adhérents en avant et en arrière, pour assurer leur nutrition. Détacher ces deux lambeaux à leur partie moyenne et à leur face profonde et les transporter, à la manière d'un pont, de dehors en dedans, vers la ligne médiane, où on les réunira par leurs bords internes.

Deuxième temps. — Décollement de ces deux lambeaux du plan osseux sous-jacent avec des instruments mousses, de façon à ce que le périoste palatin reste adhérent à la muqueuse dont il double la face profonde.

Tillaux.

L'uranoplastie a pour but de remédier aux perforations accidentelles ou aux divisions congénitales du voile du palais.

L'opération s'impose au cas de perforation accidentelle.

Lorsqu'il s'agit d'une division accidentelle, la nécessité de l'intervention peut être discutée, suivant le degré même de cette division.

I. TECHNIQUE. — 1° *Anesthésie*. — La question de l'anesthésie est discutable.

Chez les enfants, il est préférable d'employer l'anesthésie au chloroforme ou à la cocaïne.

Chez l'adulte, l'opération n'est pas longue, elle est peu douloureuse et il est inutile le plus souvent de recourir à l'anesthésie.

Le décollement est le temps principal de l'opération. C'est le plus long et le seul un peu douloureux.

2° *Premier temps*. — Incision latérale de la voûte palatine, étendue de la dernière grosse molaire à la canine et allant jusqu'à l'os. L'incision doit longer l'arcade alvéolaire, sur le collet des dents.

3° *Deuxième temps*. — A l'aide d'une spatule ou d'une rugine glissée entre le derme muqueux et le périoste, décoller les parties molles, dans toute l'étendue comprise entre l'incision latérale et la perforation. Le décollement est complet, quand la spatule pénètre dans la perforation.

La même opération sera pratiquée du côté opposé, de façon à obtenir de chaque côté de la perforation, un pont flottant, contenant dans son épaisseur les vaisseaux et nerfs palatins et se continuant en arrière et en avant avec la partie non décollée.

Au niveau de la grosse molaire, l'artère palatine postérieure sort du canal palatin. Lorsque le décollement devra porter jusqu'à ce point, il sera bon de se rappeler ce détail d'anatomie.

4° *Troisième temps*. — Il consiste à aviver les bords de la perforation. On retranche pour cela un petit liseré de la muqueuse, de façon à donner plus d'épaisseur aux bords.

5° *Quatrième temps*. — Suturer les lambeaux. La suture avec fils métalliques ou fils de soie sera employée de préférence. L'aiguille courbe ordinaire ou celle de Reverdin convient parfaitement. Le rapprochement effectué, il reste latéralement au niveau de l'incision, une surface constituée par le squelette, mais il ne survient pas de nécrose et l'oblitération se fait rapidement.

II. Soins consécutifs. — Pendant les premiers jours qui suivent l'opération, ne donner au malade que des aliments liquides.

Le sixième jour, enlever les sutures.

Félizet.

C'est à la suture qu'il faut s'adresser pour avoir le succès.

La solidité des sutures est une condition nécessaire d'une bonne uranoplastie. La tension d'une « étoffe » insuffisante, et la contraction des muscles du voile font que souvent la suture ne prend pas. Cette grande difficulté de la réussite a multiplié les incisions et les procédés.

Comme les plaies du voile du palais guérissent avec rapidité, c'est ce traumatisme, dont les suites sont bénignes, que l'on a voulu imiter dans l'opération.

I. Technique. — A un centimètre à peu près de la fissure du voile, on incise complètement toute l'épaisseur du voile du palais, au niveau de l'union du tiers antérieur avec les deux tiers postérieurs. De là résulte un orifice complet, analogue à celui produit par un traumatisme. Dès que cette incision est faite, le voile du palais s'affaisse et tombe flasque. Au moyen d'un instrument qui maintient les lèvres de l'incision, on peut très facilement faire les points de suture latéraux, laissant largement ouverte la perte de substance au centre du voile du palais.

II. Soins consécutifs. — Le lendemain, le gonflement des parties a comblé cette grande perte de substance et entre le sixième et le huitième jour, on peut enlever les points de suture.

La guérison est dès lors parfaite, assurée qu'elle est par l'absence de tumeurs du voile, dont la partie centrale se sépare seule, spontanément, comme le fait toute perte de substance traumatique.

URANOSTAPHYLORRAPHIE.

Le Dentu.

La saillie du maxillaire constitue une des difficultés de l'opération.

Avant tout, on doit se préoccuper de la réfection du bord alvéolaire.

Par une *ostéotomie*, comprenant en même temps le vomer qui est alors facilement refoulé, on peut obtenir l'immobilisation complète de l'os intermaxillaire.

Alors seulement on attaque la restauration de la voûte et du voile.

Après avoir réuni le voile du palais, faire une incision libératrice assez longue qui contourne la dernière molaire.

SUPPLÉMENT.

—

ANESTHÉSIE DENTAIRE (1).

Paul Berger.

Anesthésie chloroformique. — Supprimer les inhalations dès que le réflexe palpébral est aboli, c'est-à-dire dès que l'attouchement léger de la cornée ou de la conjonctive avec le doigt ne fait plus naître de contraction des paupières.

Reprendre les inhalations avec précaution, dès que ce contact détermine de nouveau les contractions de l'orbiculaire, notamment à la paupière inférieure.

P. Reclus.

Anesthésie locale à la cocaïne. — I. Doses. — Pratiquer les injections intra-dermiques de cocaïne, à la dose de 6 à 10 centigrammes. Ces doses suffisent pour les opérations courantes et ne produisent pas d'accident.

II. Technique. — Pousser l'injection, non pas profondément dans le tissu cellulaire sous-cutané, mais dans l'épaisseur du derme. Pousser le piston de la seringue à mesure que l'aiguille pénètre, afin de ne pas être exposé à faire une injection intra-veineuse.

Debove.

Anesthésie locale au chlorure de méthyle. —

(1) Voir en outre *Anesthésie dentaire*, p. 19.

Se servir du chlorure de méthyle comme liquide anesthésique local, dans les petites opérations.

Prendre un tampon de ouate hydrophile, qu'on imprègne de chlorure de méthyle, au moyen du jet s'échappant du récipient qui le contient ; entourer le tampon de baudruche, surtout quand on opère sur les muqueuses afin d'éviter l'adhérence du coton.

Quand le tampon est ainsi préparé, s'en servir pour badigeonner la partie à insensibiliser ; cette opération s'appelle *stypage*.

On peut varier les effets des pulvérisations de chlorure de méthyle.

En enduisant préalablement la peau de glycérine, on retarde la douleur produite par le froid, mais on la rend plus vive et l'action du médicament est plus durable.

En enlevant avec un linge l'excès de chlorure de méthyle projeté, on modère l'action du médicament et on évite ainsi les escarres.

Lucas Championnière.

Anesthésie locale au gaïacol. — Faire dissoudre le gaïacol dans l'huile d'olives stérilisée.

Employer une seringue pleine d'une solution de gaïacol à 1/20.

La seringue permet d'injecter 5 centigrammes.

Faire de deux à quatre injections au voisinage de la dent : 10 centigrammes suffisent. Cette dose pourrait sans doute être encore réduite.

Pour obtenir le résultat anesthésique parfait, il faut avoir soin d'attendre, après l'injection, 3 minutes au minimum, de préférence 7 à 8 minutes.

FIN.

TABLE DES AUTEURS.

TABLE DES AUTEURS.

Chauffard (A.).

Comby (J.).

Cruet.

Darier.

Debove.

Delbet (Pierre).

Delpeuch.

Marfan.

Mauriac.

Michaux.

Moizard.

Monod.

Terrier.

Terrillon.

Thibierge.

Tillaux.

Vallin.

Varlot.

Verchère.

Verneuil.

Viau.

Wurtz.

TABLE DES MATIÈRES.

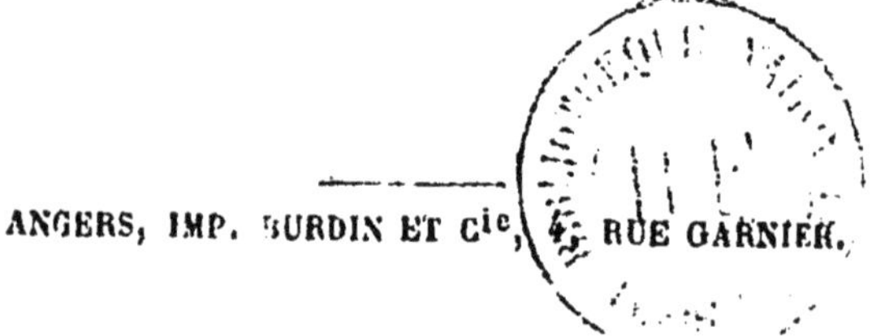

ANGERS, IMP. BURDIN ET Cie, RUE GARNIER.

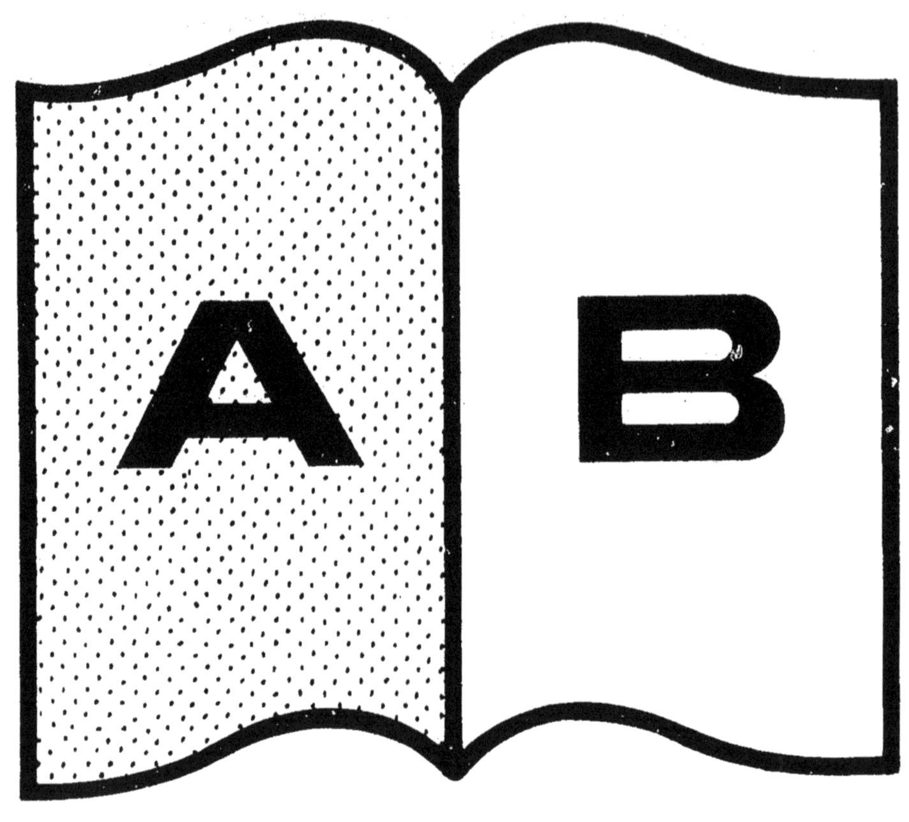

Contraste insuffisant

NF Z 43-120-14

www.ingramcontent.com/pod-product-compliance
Ingram Content Group UK Ltd.
Pitfield, Milton Keynes, MK11 3LW, UK
UKHW022159120726
13694UKWH00002B/356